職業性ストレスの心理社会的要因に関する実証研究

高岸幸弘 著

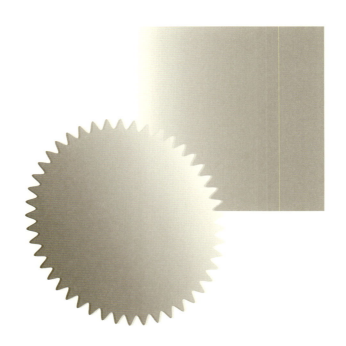

風間書房

は じ め に

　本書は，職業性ストレスに影響を及ぼすさまざまな心理社会的要因の関連について，私自身の研究の成果を踏まえて考察を行ったものです。本書の構成は序論と結論を含む6章からなっています。

　第1章「序論」では，職業性ストレス研究の理論的枠組みを概観し，本書で示した研究の背景とその目的を述べています。第2章では，近年急速に進められた市町村合併によって発生する職業性のストレッサーに焦点をあて，その構造と影響について検討しました。市町村の合併によって生じる職場環境の変化はしばしば仕事量の増大へとつながり，それが心身に深刻な影響を及ぼすストレッサーとして作用することが議論されていますが，私の実施した研究では，市町村合併の影響は仕事量の増大よりもむしろ，これまでの仕事や業務に関する技術や知識が使えなくなるという，業務遂行上の喪失感がより大きなストレッサーとして影響していることが明らかになりました。このことは，職場がストレスマネジメント施策を検討する上で重要なことがらとなるでしょう。第3章では緩衝要因と悪化要因として自尊心と対人依存性が職業ストレスにどのように影響しているかを検討しました。ここでは，それぞれの要因のメカニズムだけでなく，研究モデルのデザインの設定のあり方について，影響要因の状態面と特性面を区別することの意義も明らかにしました。第4章では，個人内特性としての自己観（Self-Construal）と，職場内ソーシャルサポートの関連とそれらのストレスプロセスへの影響を検討しました。積極的に他者との違いを主張し自分を位置づけようとする欧米文化

にみられがちな相互独立的自己感（independent self construal）は，現代の日本においても求められるだけでなく，従来の日本人の文化特性を反映した相互協調的自己観（interdependent self construal）との両立が求められている労働者にとってはたいへん困難な現状が浮き彫りになりました。第5章はストレス対処法のあり方に注目し，効果的あるいは非効果的な対処行動について検討しました。まず，ストレス対処行動についてこれまでに提唱された測定尺度の課題について概観し，その後，統計的特性が優れていると認められている対処行動測定尺度「Coping Inventory for Stressful Situations: CISS」の現在の日本人への適用性を検証しました。この対処行動に関しては，特性としての対処行動に注目したため，種々の年齢層でも適用可能な結論を考察することを目指しました。そのため，研究対象者は大学生と労働者という幅広い年齢層で検証しました。その結果，これまでに提唱されていなかったCISS の5因子構造が確認されました。その上で，ストレスプロセスにおいて重要とされる自己効力感と，最も鬱と関連が大きいとされる反すう行動との関連を検討しました。最後の第6章「結論」においては，それぞれの研究で明らかになったことをまとめた上で，今後のさらなる研究の方向性について述べました。なお，本書で提言していることは，一研究者としての私の研究結果をもとに述べておりますので，その有効性の範囲につきましては，今後の研究と比較しながら判断していく必要のある部分がありますことをお断りしておきたいと思います。

　本書のもととなった研究に関しまして，熊本大学大学院医学教育部環境社会医学専攻臨床行動科学分野元教授北村俊則先生には指導教官として研究の機会を与えていただき，その遂行にあたっては終始御指導をいただきました。改めて御礼申し上げます。そして，私の研究活動に対し，常に理解を示し，そして励ましを与えてくれる妻朋子と両親に感謝いたします。

本書は，2011（平成23）年度に熊本大学大学院医学教育部より博士（医学）を授与された学位論文「職業性ストレスの心理社会的要因に関する実証研究」を加筆・修正し，独立行政法人日本学術振興会2016（平成28）年度科学研究費助成事業（科学研究費補助金）（研究成果公開促進費・学術図書・課題番号16HP5275）の交付を受けて刊行するものです。

　2016年12月

高　岸　幸　弘

目　　次

はじめに

第 1 章　序論：職業性ストレスとメンタルヘルス
〜職業性ストレス研究の今日的意義〜 ………………………………… 1
1.1　はじめに …………………………………………………………… 1
1.2　ストレス研究の始まり …………………………………………… 2
　1.2.1　ストレス研究の進展　　3
　1.2.2　生理的・疫学的ストレス研究の歴史　　4
　1.2.3　心理学的ストレス研究の歴史と現在　　8
1.3　職業性ストレス研究の発展 …………………………………… 11
　1.3.1　職業性ストレスモデル　　12
　1.3.2　職業性ストレスモデルにおける鍵概念　　21

第 2 章　市町村合併による地方公務員のメンタルヘルスへの影響 …… 31
2.1　はじめに ………………………………………………………… 31
2.2　研究 1：市町村合併ストレス質問紙の開発と妥当性の検証 ……… 35
　2.2.1　方法　　35
　2.2.2　結果　　38
　2.2.3　考察　　39
2.3　研究 2：市町村合併が職場全体のストレス構造に及ぼす影響 …… 41
　2.3.1　方法　　41
　2.3.2　結果　　43

2.3.3　考察　45

2.4　まとめ ……………………………………………………… 48

第3章　自尊心と対人依存がストレス反応に及ぼす影響 …………… 49

3.1　はじめに ……………………………………………………… 49

3.2　方法 …………………………………………………………… 52

3.3　結果 …………………………………………………………… 55

3.4　考察 …………………………………………………………… 59

第4章　ソーシャルサポートと自己観（Self-Construal）………… 65

4.1　はじめに ……………………………………………………… 65

4.2　方法 …………………………………………………………… 69

4.3　結果 …………………………………………………………… 71

4.4　考察 …………………………………………………………… 75

第5章　対処行動とストレス ……………………………………… 81

5.1　はじめに ……………………………………………………… 81

5.2　研究1：日本語版 Coping Inventory for Stressful Situations（CISS）
　　の因子構造の検討1 …………………………………………… 86

5.2.1　方法　86

5.2.2　結果　89

5.2.3　考察　98

5.3　研究2：日本語版 Coping Inventory for Stressful Situations（CISS）
　　の因子構造の検討2 ………………………………………… 100

5.3.1　方法　101

5.3.2　結果　104

5.3.3　考察　110

5.4　研究 3：反すう（Rumination）コーピングと自己効力感の関係 ⋯⋯ 112

　5.4.1　方法　114

　5.4.2　結果　116

　5.4.3　考察　119

5.5　まとめ　121

第 6 章　結論 ⋯⋯⋯⋯⋯⋯⋯⋯⋯⋯⋯⋯⋯⋯⋯⋯⋯⋯⋯⋯⋯⋯⋯⋯⋯ 123

　6.1　研究結果のまとめ ⋯⋯⋯⋯⋯⋯⋯⋯⋯⋯⋯⋯⋯⋯⋯⋯⋯⋯⋯⋯⋯ 123

　6.2　今後の課題と展望 ⋯⋯⋯⋯⋯⋯⋯⋯⋯⋯⋯⋯⋯⋯⋯⋯⋯⋯⋯⋯⋯ 129

引用文献 ⋯⋯⋯⋯⋯⋯⋯⋯⋯⋯⋯⋯⋯⋯⋯⋯⋯⋯⋯⋯⋯⋯⋯⋯⋯⋯⋯ 131

略 語 一 覧

AGFI	Adjusted Goodness-of-Fit Index
AIC	Akaike Information Criterion
CFA	Confirmatory Factor Analysis
CFI	Comparative Fit Index
CISS	Coping Inventory for Stressful Situations
CMIN	Chi-Squared
EFA	Exploratory Factor Analysis
GFI	Goodness-of-Fit Index
HSCL	Hopkins Symptom Checklist
IDI	Interpersonal Dependency Inventory
JD-C	Job Demand-Control
JSQ	Job Strain Questionnaire
MMSQ	Municipal Merger Stress Questionnaire
PCA	Principal Component Analysis
RMSEA	Root Mean Square Error of Approximation
SDS	Zung Self-rating Depression Scale
SEM	Structural Equation Model
SES (1)	Self-Esteem Scale
SES (2)	Self-Efficacy Scale
SII	Scale for Independent and Interdependent Construal of the Self
SPSS	Statistical Package for Social Science

使用評価尺度

1. Municipal Merger Stress Questionnaire (MMSQ: Takagishi, Sakata, & Kitamura, 2012)
2. Job Strain Questionnaire (JSQ: Steptoe, Cropley, & Joekes, 1999)
3. The Hopkins Symptom Checklist (HSCL; Derogatis, Lipman, Rickels, Uhlenhuth, & Covi, 1974)
4. Self-esteem Scale (SES; Rosenberg, 1965)
5. The Interpersonal Dependency Inventory (IDI; Hirschfeld, Klerman, Gough, Barrett, Korchin, & Chodff, 1977)
6. Scale for Independent and Interdependent construal of the self (SII: KIuchi, 1995)
7. The Coping Inventory for Stressful Situation (CISS; Endler & Perker, 1990)
8. The Self-rating Depression Scale (SDS; Zung, 1965)
9. Self-Efficacy Scale (SES; Sherer, Maddux, Mercandante, Prentice-Dunn, Jacobs, & Rogers, 1982)

第1章

序論：職業性ストレスとメンタルヘルス

～職業性ストレス研究の今日的意義～

1.1　は じ め に

　ストレス（stress）という言葉が日常において使用されるようになって久しい。ストレスという用語はわれわれの社会にしっかりと定着し，さまざまな場面に表れている（Jones & Bright, 2001）。また，現代はストレス社会と言われるように，職場を始め，日常生活のあらゆる場面でストレスを被っている，まさにストレスに満ちた状態である。

　2012年厚生労働省の労働者健康状況調査によると，メンタルヘルス対策に取り組んでいる事業所の割合は47.2％で，この数値は年々増加している。事業所規模別にみると，従業員が1,000人以上の規模では9割を超えている。メンタルヘルスに対する事業所の意識は非常に高くなってきていると言える。しかしながら，このような状況にあるのは，同調査において過去1年間にメンタルヘルス上の理由により1ヶ月以上休業または退職した労働者がいる事業所の割合が8.1％と示されたように，職場におけるストレス状況が非常に深刻であるということを背景にしているためでもある。また，上の調査で，メンタルヘルス施策に取り組んでいない事業所の多くが「必要性を感じない」と回答しており，メンタルヘルスのための取り組みの重要性について事

業所間で大きな差異があることも憂慮すべき実態である。そして労働者から
の回答では，彼らの約9割は相談相手が「いる」と回答しているにも関わら
ず，仕事や職業生活に関して強い不安，悩み，ストレスが「ある」とする者
の割合が60.9％にも上るという点がある。この値も年々上昇傾向にある。同
省は平成20年度から24年度までのメンタルヘルスを含む労働災害防止計画を
策定しているが，労働者のストレスという決して固定化されるものではない
現象の実態の把握と，それらに対する具体的な介入方法はいまだ検討段階に
ある。つまり，事業所と労働者の両者がともにメンタルヘルスの重要性は認
めている，あるいはその意識が高まってきているといえるが，有効な解決策
に関してはいまだ開発検討の余地があるとともに策定が急務であるといえる。

　このような事態を受けて，平成26年6月25日公布の労働安全衛生法の改正
（重点項目は7つ）の中に，労働者のストレスチェック及び面接指導の実施の
義務が盛り込まれた。これは，労働者50人以上の事業所には全ての労働者の
ストレス状況をチェックし，その結果メンタルヘルスの専門家のサポートの
必要性と本人の希望が確認された場合には，面接指導を提供しなければなら
ないというものである。ちなみに労働者50人未満の事業所については当分の
間努力義務とされている。すでに平成27年12月1日からは施行されており，
それに先立って，事業所への説明会や医師・保健師等に対する研修会も数多
く実施されている。この取り組みによって，労働者のメンタルヘルスの維持
とさまざまな状況の把握が促進されることが望まれる。

1.2　ストレス研究の始まり

　日常用語となっているストレスという言葉を心理学的構成概念で捉えるこ
とを最初に提唱したのは生理学者のSelye（1936）である。Selyeによれば，
劣悪な環境が存在すると，身体諸器官がそれに反応し身体を正常に保とうと
する働きが表れる。そうして一時的には劣悪な環境への抵抗がなされたとし

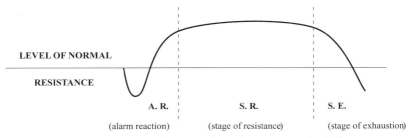
図1.1 汎適応症候群の時間的経過（Selye, 1956より引用）

ても，それが続くことによって身体諸器官だけでなく，それらを司る諸機能が変調をきたすのである。このようなプロセスを経て人間は疾病状態に陥るのである（図1.1）。Selye（1976）は人間の身体諸器官が劣悪な環境に抵抗しようと働いている状態を，工学の名称を取り入れて「ストレス（stress）状態」と呼び，ストレス状態の原因となる諸環境要因に対し，「ストレッサー（stressor）」という用語を提示した。Selyeが汎適応症候群（General Adaptation Syndrome; GAS）と呼んだ有機体が環境に反応した結果起こる疾患の特徴は，環境に適応しようとした結果であり，それゆえ適応の産物ということになる。Selye（1976）はストレッサーに対する特異的反応と，一般的な生体反応を区別することが生物学的ストレスを理解する鍵になると考え，彼はこの生物学的ストレスの概念を適応力の利用と結びつけ，しかし一方で別のものとして扱うことでストレス研究を進めた。

1.2.1 ストレス研究の進展

　Selyeの取り組みに端を発してから1950年代末までには，ストレスは学問的研究の正式な対象として存在するようになった（Newton, 1995）。現在では，ストレスは，(1) ストレス状態を引き起こすあらゆる環境や刺激，(2) (1)に対する個人の認知的判断と対処，(3) (1)に反応・対処した結果としての頭痛・腹痛などの身体的症状，あるいは不安・抑うつなどの精神的症状，こ

れら3つの側面から研究されている（Cooper, 2004）。(1)(2)(3) はそれぞ
れ，ストレスプロセスの原因となるストレッサー，緩衝あるいは悪化要因と
して機能する評価・査定（appraisal）およびストレスコーピング（stress
coping），そして結果として生じるストレス反応（stress response）と呼ばれて
いる。ストレス研究は大別すると，身体的健康をこれら3側面から検討する
生理的・疫学的ストレス研究と，心理的健康を3側面から研究する立場の心
理学的ストレス研究の2つに分けられる（Cooper & Dewe, 2004）。生理的・疫
学的ストレス研究は心理学的ストレス研究に先行して行われており，心理学
的研究には生理的・疫学的ストレス研究の影響が数多く認められるため，心
理学的ストレス研究の先達は生理的・疫学的ストレス研究ということになる。
以下に，今日までの生理的・疫学的ストレス研究と，心理学的ストレス研究
の代表的なものを概観する。

1.2.2　生理的・疫学的ストレス研究の歴史

　1970年代までは，ストレス研究の歴史は大部分が心身医学の歴史とも言え
る（Cooper & Dewe, 2004）。中でも Alexander の特異性理論（specificity
theory: Alexander, 1950）は，精神分析理論に影響を受けたストレス研究初期
のアプローチの代表的なものである。特異性理論は，慢性的な緊張，つまり
ストレス反応を生じさせる未解決の葛藤を特定の身体的疾患に関連付けるも
のである。これは，潜在的な要因を顕在化した身体疾患に結び付けようとし
た画期的な理論ではあったものの実証することが著しく困難であり，徐々に
劣悪環境の影響を受けた後の健康及び疾患の心理社会的要因を広く捉える概
念的なアプローチへと変化していった。

　その後，これらの生理的・疫学的ストレス研究に最も強い影響を与えた
Selye の汎適応症候群に関する学説が，生理的・生物的有害環境と疾患発症
の関係を説明することになる。Selye（1956）の汎適応症候群は，実験と観察
により具体化されていった。そのプロセスは有害作用因を受けてからの時間

経過によって3つの時期に分けられる。「警告期（alarm）」，「抵抗期（resistance）」，「疲憊期（exhaustion）」である。また，身体の防御機能に伝達する最初の反応を「警告反応（alarm reaction）」と呼んだ（図1.1）。ストレッサーへの暴露が最初の反応後にも続く場合は抵抗期に進み，抵抗を継続することが適応力の消耗を招き，最終的には疲憊し死に至るのである（Selye, 1956）。

　Selye（1956）自身も述べていたことであるが，彼のストレス学説の要素となるいくつかの概念には新しい名前が付けられてはいたものの，当時それらはまだ探索的な研究段階であり，定義づけやメカニズムの記述といった点は今後の課題として残された。Selye の提唱した新しい概念に対する主な問いは，反応の区分はどうするか，何が警告反応を引き起こし，そして何が適応力と捉えられるかである。それらは先に述べたストレス研究の3側面と一致するものであり，ストレス研究の主要なトピックとして現在でも議論が続いている。つまり，ストレス研究は最早期から既に根幹となるテーマについて検討が行われ，議論や種々の知見が重ねられてきている領域といえよう。

　疾患発症を環境との関係から明らかにしようとする試みは，社会医学・社会精神医学の観点からも行われていた。その代表的なもののひとつにライフイベント（life event）研究がある。この先がけとなったものは Meyer（1948）のライフチャート（life chart）研究である。ライフチャートとは，患者に生年月日や疾患の期間に関することだけでなく，仕事や家族の情報，そして主観的に重要と思われる環境の変化を記入させるものである（Meyer, 1948）。Meyer は「精神医学は，人々の機能と生活を明らかにしなければならない。～中略～患者は単なる細胞と器官の要約ではなく，生活の要求への再適応の必要の中で生きている人間である。医師は部分機能の障害に人の機能の障害と生活の物語を付け加えねばならない。～中略～人にとって大事なものは物語である（Lief, 1948）」と述べているように，彼の学説にはライフイベントがストレッサーとして疾患の発症に重要な役割を演じていること，たとえ非

常に一般的でありきたりのライフイベントでも疾患の進展に寄与している可能性があることを説明している。Meyer の精神医学における立場は，精神疾患の原因を体質や遺伝だけに求める1900年代初頭のドイツ精神医学に疑問を抱いたところから始まり，その後人間を生物学的側面からだけでなく，心理・社会的側面からも捉えるものとなった。このような彼の捉え方は当時全くの異端であったが，その考えは Wolff によって引き継がれた。Wolff はライフストレスと身体疾患をテーマとした研究のレビューを行い「心身医学的疾患の共通の特徴は，あるイベントを脅威と判断することである。このことは，意識的・無意識的を問わず不安を感じ，防衛反応を準備することを意味する」と結論している（Wolff, Wolff, & Hare, 1950）。その後ライフイベント研究は Holmes と Rahe（1967）の社会再適応評価尺度（The Social Readjustment Rating Scale; SRRS, Holmes & Rahe, 1967）の開発につながった（表1.1）。SRRSは Meyer がライフチャート研究のために収集した5000人以上の患者から集められたデータをもとに，内容の詳細を検討された結果得られたものである。SRRS は43項目のライフイベントについて，それらの結果生じた変化ののち再適応に必要な相対的大きさについて，結婚を500とし，その他のイベントがどの程度適応のためのエネルギーを必要とするか評価したものである。尺度化する際，再適応のための数値は10分の1に変換された（表1.1）。SRRSを用いて過去10年間の体験と疾患発症との関係を調査した結果，出来事の合計得点である生活変化のユニット（Life Change Unit; LCU）の合計得点が300点以上の79%，200〜299点は51%，そして150〜199点は37%の者が，それぞれ過去10年間に何らかの疾患を発症していたことが明らかになった（Holmes & Masuda, 1974）。この結果を踏まえ Holmes と Masuda（1974）は，SRRS は疾患発症の予測に有効であると結論している。

　SRRS を用いたライフイベント研究は莫大な量にのぼり，ライフイベントの重要性の認識と，測定の能力が顕著に前進したことを示している一方で，多くの批判もあり，それらは今日でも議論が続けられている。議論のテーマ

表1.1　社会再適応評価尺度；SRRS（Holes & Rahe, 1967より引用）

Rank	Life event	Mean value
1	Death of spouse	100
2	Divorce	73
3	Marital separation	65
4	Jail term	63
5	Death of close family member	63
6	Personal injury or illness	53
7	Marriage	50
8	Fired at work	47
9	Marital reconciliation	45
10	Retirement	45
11	Change in health of family member	44
12	Pregnancy	40
13	Sex difficulties	39
14	Gain of new family member	39
15	Business readjustment	39
16	Change in financial state	38
17	Death of close friend	37
18	Change to different line of work	36
19	Change in member of arguments with spouse	35
20	Mortgage over $10,000	31
21	Foreclosure of mortgage or loan	30
22	Change in responsibilities at work	29
23	Son or daughter leaving home	29
24	Trouble with in-laws	29
25	Outstanding personal achievement	28
26	Wife begin or stop work	26
27	Begin or end school	26
28	Change in living conditions	25
29	Revision of personal habits	24
30	Trouble with boss	23
31	Change in work hours or conditions	20
32	Change in residence	20
33	Change in schools	20
34	Change in recreation	19
35	Change in church activities	19
36	Change in social activities	18
37	Mortgage or loan less than $10,000	17

38	Change in sleeping habits	16
39	Change in number of family get-togethers	15
40	Change in eating habits	15
41	Vacation	13
42	Christmas	12
43	Minor violations of the law	11

の主なものとしては，ポジティブなライフイベントとネガティブなライフイベントの影響の違いはどのようなものか，慢性または繰り返されるイベントの違いは何か，個人差をいかに考慮するべきか，過去に遡ってライフイベントを報告することの妥当性と信頼性の問題，イベントと疾患との関連を和らげる要因があるか否か，などである（Cooper & Dewe, 2004）。

1.2.3　心理学的ストレス研究の歴史と現在

　心身医学的伝統が，生理的・疫学的ストレス研究に疾患に対する全体論的，生物学的心身医学のアプローチを普及させることによって影響を与えてきた一方で，1960年代前半から心理学的ストレス研究が開始された。その背景として，第2次世界大戦後の混乱から生じた社会不安が社会問題化していたことや，その影響を受けて発現した鬱の研究が盛んになったことが考えられる。それらに加え Appley と Trumbull（1967）は，（1）ストレスという用語は心理学者の中心的課題である不安や自我脅威を包括する概念であること，（2）不安によって生じる心身の変化をストレス理論で説明できるようになっていること，（3）軍事目的による特殊環境，及び心身症に心理学の立場から関与する機会が増えたこと，の3点を心理学的ストレス研究の推進力として挙げている。

　Lazarus は心理学的ストレス研究を始めた代表的研究者の1人である。Lazarus は1960年代からビデオフィルムを代理的ストレッサーとして用いた一連のバークリー・ストレス・コーピング・プロジェクトを行い，被験者の

認知的評定（appraisal）の違いによって，ストレス反応の程度に違いが生じることを明らかにした（Lazarus & Alfert, 1966; Lazarus, Tomita, Opton, & Kodama, 1966）。すなわち，認知的評定は外的刺激を受ける際の個人の態度であり，その態度というものは個人の人格特性であるため，Lazarus は必然的にストレス反応には個人差が生じるという考えに立っていたといえる。

同じ頃，Spielberger（1966）は不安について，状態不安と特性不安の2つの種類の不安の働きをモデル化した不安2分説を提唱した（図1.2; Spielberger, 1966）。このモデルでは，外的刺激をうけて行動が起こるまでのプロセスと，そのプロセスの異なる箇所に関与する2種類の不安の働きを明らかにしようとすることが目的であり，ストレスの生成要因とそのプロセスを表そうとしたものではない。しかしながら，図1.2にあるように，モデルを構成する個々の要素は，外的刺激，認知的評定，防衛機制，行動といった具合に，それぞれストレッサー，アプレイザル，コーピング，そしてストレ

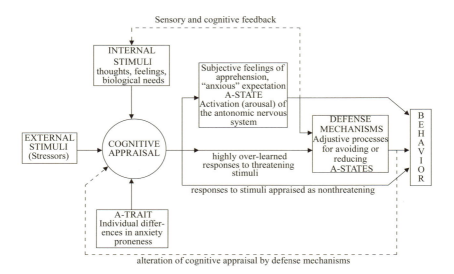

図1.2　Spielberger（1966）より引用

10

ス反応と，全て心理学的ストレス研究における重要な概念からなっている。なお，ここでSpielbergerのいう防衛機制とは，Freudのいうところの自我の安定を保つための無意識の反応様式という意味ではなく，"状態不安を回避ないし低減することによって適応状態を作るプロセス"として位置づけられている。つまり，Spielbergerは無意識の水準ではなく意識水準の働きとして捉えている。LazarusとOptonはこの当時，評定について，ストレッサーを脅威と感知する一次的評定と，それらを対処するための方策を検討する二次的評定とを提案しているが，彼らのこの二次的評定はSpielbergerの防衛機制にあてはまる（Lazarus & Opton, 1966）。今日の心理学ストレス研究のパラダイムはLazarusが提唱したものであるが，ストレッサー，認知的評定，コーピング，ストレス反応という心理学的ストレスモデル（図1.3, Lazarus, 1999）はもともとSpielbergerにより提起されていたともいえる。

　CohenとLazarusは，Lazarusの二次的評定にあたるコーピングについて質的な分類検討を行い，プロセスとしてのコーピングを提唱した（Cohen & Lazarus, 1973）。その後LazarusとFolkmanによって，心理的ストレスの定義が「人間と環境との特定の関係であり，その関係とはその人のリソース（resources）に負担をかけたり，リソースを超えたり，幸福を脅かしたりすると評価されるもの」とされ，認知的評価が「人間と環境との間の特定の相互作用，または一連の相互作用が，なぜ，そしてどの程度ストレスフルであるかを決定する評価的な過程」とされた。そしてコーピングは「能力や技能を使い果たしてしまうと判断され自分の力だけではどうすることもできないとみなされるような，特定の環境からの強制と自分自身の内部からの強制の双方を，あるいはいずれか一方を，適切に処理し統制していこうとしてなされる，絶えず変化していく認知的努力と行動による努力」と定義された（Lazarus & Folkman, 1986）。心理的ストレスのベースとなった生理的・疫学的ストレス研究との大きな違いは，生理的・疫学的ストレス研究が，有害刺激に対する生理的反応をストレスと捉えていたのに対し，心理学的ストレス

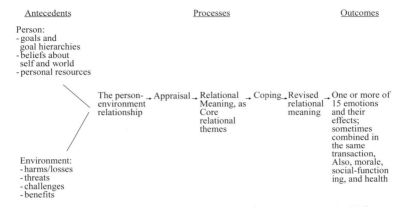

図1.3 Lazarus の心理学的ストレスモデル（Lazarus, 1999より引用）

モデルは，個人と環境との相互関係の視点からストレスを捉えているという点である。

1.3 職業性ストレス研究の発展

　職業性ストレスの研究は，先に概観した生理的・疫学的ストレス研究と心理学的ストレス研究の展開に伴って発展した組織心理学（organizational psychology）によってその基礎が形作られている。また，産業心理学，人間工学，産業医学が伝統的に行ってきた疲労や安全，職業病に関する領域は生理的・疫学的ストレス研究の影響を強く受け，一方，臨床心理学などの分野で行われている離転職行動，タイプA行動，バーンアウトなどの研究領域は，心理学的ストレス研究の影響を受けている。つまり，職業性ストレス研究は，生理的・疫学的ストレス研究と心理学的ストレス研究両者の職業場面，組織場面への1つの展開と考えることができる（Perrewé & Ganster, 2002）。

　組織心理学の立場からストレス研究を大規模に取り組んだ初期の研究として，ミシガン大学のプロジェクトがある。1959年ミシガン大学社会調査研究

所（Institute for Social Research, Michigan; ISR）に労働環境とメンタルヘルスについての研究プログラムが整備された。ここでは明確なストレスモデルは想定せず，労働者の示す消耗感や鬱傾向の原因として，職場のどのような条件が関与しているかというストレス反応の先行要因の同定に焦点が当てられた。その結果，職場の物理的環境がストレッサーとなることに加え，困難な仕事内容や仕事量の過多といった仕事の質と量とが労働者の消耗感や鬱傾向と関連しているという，これまでに想定された仮説を事実として示したのである。さらに，新たに「役割葛藤（role conflict）」と「役割曖昧性（role ambiguity）」の2つのタイプの仕事ストレッサーがストレス反応に大きな影響力をもっているということを明らかにした（Kahn, Wolfe, Quinn, Snoek, & Rosenthal, 1964）。役割葛藤とは「ある人に従うことがほかの人に従うことを困難にするような，2つ（あるいはそれ以上）のプレッシャーが同時に起こること」と定義されている。また，役割曖昧性は「与えられた組織内の地位で，必要な情報が入手できる程度」として理解でき，情報が不足しているとき人は曖昧さを経験しそれがストレッサーとなるのである（Kahn et al., 1964）。この Kahn らの先駆的研究が職業性ストレス研究の始まりと位置づけられており（Cooper & Dewe, 2004），職業性ストレス研究はその後役割葛藤と役割曖昧性を中心に多くの研究がなされた。このように職業性ストレス研究は ISR の知見を出発点に発展し，その後さまざまな職業性ストレスモデルが提示されることとなった。

1.3.1　職業性ストレスモデル

　職業性ストレスに関連する問題にアプローチするために，これまでさまざまなストレスモデルが提唱されてきた。そのうち代表的なものを概観する。

（1）因果関係モデル（Causal Relationship Model）
1970年代後半，Cooper と Marshall によって職業性ストレスの因果関係モ

デル（Causal Relationship Model）が提唱された（図1.4; Cooper & Marshall, 1976）。それに次いで Beehr と Newman がファセットアナリシスを行い，仕事のストレッサーの4つの主要な側面を明確にした Cooper らと類似のモデルを構成した（Beehr & Newman, 1978）。このモデルはストレッサーとストレス反応の2つを軸とし，両変数間には時間軸を基礎とした一方向的な因果関係があると想定したものである。ストレス反応はストレッサーに曝された結果として位置づけられており，その間に個人の特徴が介在する形となっている。その後因果関係モデルはいくつかの改変を試みたモデルが提案されたが，わずかな違いを強調するものばかりであり，また，モデルの中心となる構成はいわば研究の枠組みとしてのモデルでもあったため，職場への実際の貢献や，メカニズムの理解のための精緻性はその後に展開された（Cooper & Dewe, 2004）。

(2) 個人−環境適合理論（Person-Environment Fit Theory; P-E fit）

このモデルはミシガン大学の ISR が1970年代後半，最終的に提案したモデルであり，適応とコーピングに定量的なアプローチを提供した，要因限定アプローチの職業性ストレスのモデルの中で最も議論されたモデルの1つである（Cooper & Dewe, 2004）。個人−環境適合理論における適応は，個人の特性と環境の特性との適合度合いとして知覚される（Harrison, 1978）。つまり個人と環境との間に不適合（misfit）がある場合に心身の負担や疾病が生じるというわけである。個人と環境との不適合は2つのタイプが定義されている。1つは個人の要求（needs）と環境が提供する機会（supply）との不適合であり，もう1つが，環境が要求する遂行水準（demand）と本人の能力（ability）との不適合である（図1.5）。

適合・不適合とストレス反応・心身の負担との関連については，適合の度合いを横軸に，ストレス反応を縦軸にとったグラフを用いて，次の3つの仮説を提示している。

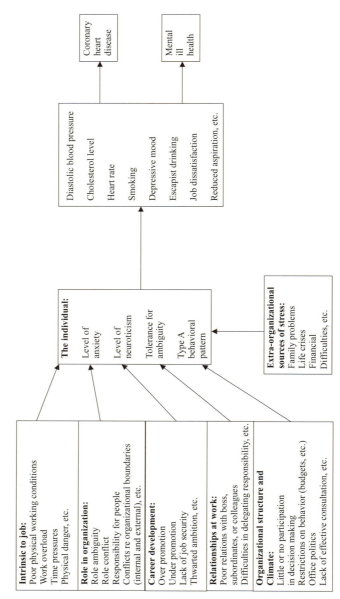

図1.4 因果関係モデル (Cooper, & Marshall, 1976より引用)

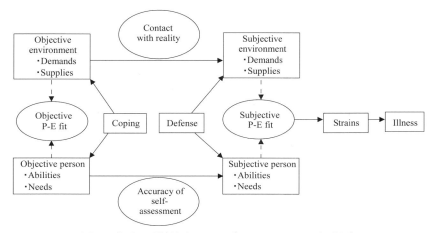

図1.5 個人−環境適合モデル（Harrison, 1978より引用）

① U字曲線仮説：個人の能力あるいは欲求と職務の要求あるいは機会の差異がプラスでもマイナスでも心身の負担を生み出す。すなわち適合・不適合の絶対値が大きければ大きいほど心身の負担を生じさせる。
② 漸近曲線仮説：個人の能力あるいは欲求と職務の要求あるいは機会を下回っている場合に心身の負担を生じ，逆に上回っている場合や均衡している場合には心身の負担は生じない。
③ 直線的関係仮説：個人の能力あるいは欲求と職務の要求あるいは機会を上回れば上回るほど心身の負担は直線的に減少する。

このモデルは理論としては優れているが，不適合の本質を正確に測定することが困難であり，実証研究を行う上での問題がある（Edwards & Cooper, 1988）。

(3) 仕事要求−コントロールモデル（Job Demand-Control Model; JD-C モデル）

Karasek（1979）が提案したこのモデルは職業性ストレス研究の中でも最

も広く実証研究がなされた要因限定の職業性ストレスモデルであり，現在でもさまざまなサンプルや状況に参照され研究がなされている（Kain & Jex, 2010）。

　もともとこのモデルは，工業化による分業が進むにつれて，人々の行う仕事が細分化されるとともに個々の労働者の自立性が失われ，その結果として疎外感や無力感が生み出されているという古典的な労働阻害の考え方を前提としている。そのためこのモデルでは，労働者が経験するストレスは仕事環境という1つの原因から生じるのではなく，職務が個人に要求する仕事の量と個人の与えられた仕事に対する裁量の自由の程度という2変量の組み合わせによって決定されると考えられている。このモデルにおける仕事要求は，仕事の量的負荷のほか，職務上の突発的な出来事や職務上の人間関係の問題なども含まれている。また，コントロールは，意思決定の自由度の程度とスキルの自立性の2つの要素から構成されるとしている。

　図1.6に示した仕事要求とコントロールの組み合わせによって4つのカテゴリに分類されるが，このモデルでは労働者のメンタルヘルスについて大きく分けて2つの予測が立てられる。1つは対角線Aにあるように，コントロールが下がるにつれて仕事要求が増える場合には心身の負担が増すというものであり，もう1つは，対角線Bのように，個人のスキルあるいはコントロールが仕事の達成困難度に適合する場合に，その人の有能感や能力の増大が期待されるというものである。つまり，仕事要求もコントロールも高い場合，仕事の内外において新しい行動パタン（activity）の獲得につながるのである。逆にPASSIVEのカテゴリにある場合は，その人の全般的な活動性と，問題解決的行動の減少を引き起こすといえる。Karasek（1979）はMaierとSeligmanの学習性無気力感（learned helplessness; Maier & Seligman, 1976）を例に挙げてこのカテゴリPASSIVEの深刻さを説明している。

　このモデルはその後，ソーシャルサポートを加えて，要求－コントロール－サポートモデルとして検討されるようになっている（Johnson & Hall, 1988）。

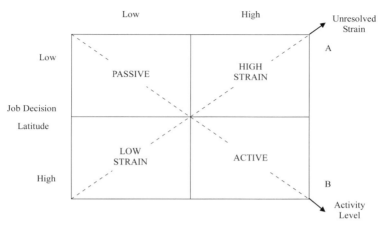

図1.6 仕事要求-コントロールモデル（Karasek, 1979より引用）

要求-コントロール-サポートモデルでは，上司や同僚からのサポートが，高い仕事要求と低いコントロールの組み合わせによって生じる心身の負担を緩和することが分かっている。

近年では Demerouti らによって仕事要求-リソースモデル（Job Demand-Resources model; JD-R モデル）が提案されている（Demerouti, Bakker, Nachreiner, & Schaufeli, 2001）。これは仕事要求-コントロールモデルとよく似たモデルであるが，リソースの中にソーシャルサポートや仕事の多様性なども組み込んでいる点が異なる。しかしながら，仕事要求-コントロールモデルとほぼ同じ概念および変数であり，しかも実証研究のデータはまだまだ少ないといった課題がある。

ほとんどの職業性ストレスモデルは実証的研究がなされていない，あるいは実証的研究が困難であるのに対し，この JD-C モデルは多くの実証研究が行われている。ただ，それらの実証研究の結果，Karasek の仮説と一致しないものも報告されている（de Lange, Taris, Kompier, Houtman, & Bongers, 2003;

18

Van Der Deof & Maes, 1999)。その主たる原因として挙げられているのが，縦断研究モデルでなされたものが少ないことと，個人的要因を考慮していないことである（Van Der Deof & Maes, 1999）。今後はこれらの指摘を踏まえた研究が望まれているのであり，後の章ではこの点を補完する研究を行った。

(4) 調整要因モデル（Moderator Effects Model）

調整要因モデルは，因果関係モデルに調整要因を加えたモデルである。このモデルでは，ストレッサーとストレス反応の間に個人の属性や環境といった調整要因を想定して構成される。つまり因果関係モデルでは説明が不足していた，結果に表れる個人差を考慮している。例えば同じストレッサーを受けても，ある人はうつ状態や身体症状といった強いストレス反応を示すのに対し，別の人はそれほど強いストレス反応を示さないことがある。さらには，調整要因の在り方によってストレッサー→ストレス反応といった関係すら成立しなくなる場合もある。このようなプロセスやアウトカムの差異を説明しているモデルといえる。ストレッサーを緩和する調整要因として考えられている代表的なものは，個人の要因としての年齢，性別のほか，自尊心や対人依存性，上司や同僚，家族からのソーシャルサポートなどがある（Birtchnell, 1984; Hirshfeld, Klerman, Chodff, Korchin, & Barrett, 1976; Vrasti, Enasescu, Poelinca, & Apostol, 1988）。図1.7に調整要因モデルの代表的なものとして，米国の国立職業安全保健研究所（National Institute for Occupational Safety and Health; NIOSH）のモデルを示している。ここでは調整要因として，年齢，性別，婚姻，職種や自尊心といった個人の要因，職場外の要因として家族の要求，緩衝要因として上司，同僚，家族からのサポートが含まれている。

NIOSH のモデルにあるように純粋な調整要因モデルにおいては，調整要因はストレッサーとストレス反応とに対して何らの関係性をも想定していない。つまり，調整要因はストレッサーとストレス反応とは独立した変数として取り扱われる。しかし，実際の研究ではこの前提はしばしば満たされない

結果になるなど研究上の難点もある。ただ，実証研究によってモデルの改良がなされた結果，そのモデルが職場の実際を適切に代表しているならば，それが実際の職業性ストレスモデルとして提案されるべきであろう。調整要因はストレッサーと同様に固定化されるものではないため，職場ごと，サンプルごとに検討してモデルを構築することが可能であり，職業性ストレス研究の発展にはそのような実証研究の結果の積み重ねが今後も重要なものとなってくるのである（Perrewé & Ganster, 2010）。

近年では，先に挙げた要因限定モデルの1つである仕事要求-コントロールモデルの考え方と，多要因モデルの1つであるこの調整要因を考慮した仕事成功資源モデル（The success resource model of job stress）が提出されている（Grebner, Elfering, & Semmer, 2008）。また，情報コミュニケーションの発達に伴い，情報コミュニケーション技術に特化したストレスモデルが検討されているが（Day, Scott, & Kelloway, 2010），基本的構造はNIOSHの調整要因モデルの応用であるといえる。

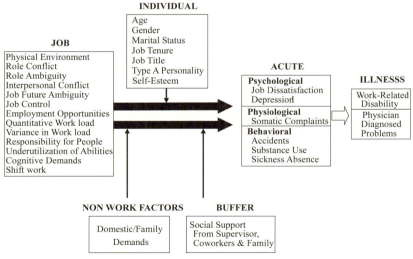

図1.7　NIOSHモデル（Hurrell & McLaney, 1988より引用）

(5) サイバネティクス理論（Cybernetic Theory）

サイバネティクス理論はもともとストレスプロセスのみを記述しようとした理論ではなく，人間社会の動きや人間の行動全般の理解の枠組みとして提示された理論である。この理論の基礎には自動的自己調整システムが想定されており，ネガティブな行動から生じるネガティブな結果（negative loop）はおのずと最小化されるように向かっていくということが仮定されている。人間の行動にサイバネティクス理論を応用した研究は1980年代に入ってから盛んになった（Campion & Lord, 1982; Carver & Scheter, 1981; Hyland, 1987; Klein, 1989; Leventhal, Nerenz, & Strauss, 1980; Pyszczynski & Greenberg, 1987）。

ストレス研究におけるサイバネティクス理論はまず，ストレスを労働者の知覚している状況と欲している状況との不一致（Discrepancy）として定義している。この不一致の程度は，個人がその願望をいかに重要と考えるかによって増幅あるいは低減される。そのうえで，ストレスはこの理論の柱となる2つのアウトカムを生じさせるとしている。1つは労働者のウェルビーイング（Well-Being）を構成する心身の健康の程度であり，もう1つは，「個人のウェルビーイングにのしかかるストレスのネガティブな影響を予防する，あるいは減らそうとする努力」として定義されるコーピング（Coping）である。

生じたストレスフルな状態を解消するため，個人は情報を集め状況を分析し，自分の能力に合わせた対処を行い，それから再度得られた不一致あるいは一致を認識する。これらはフィードバックループとして図1.8に示したように表される。

サイバネティクス理論はこれまでの職業性ストレス理論をこの理論モデルに合わせて捉えなおすことができるように（Edwards, 1992），複雑で包括的であるようにも見えるが，先に述べた調整要因モデルにフィードバックのパスを加えたものとして考えることもできる。

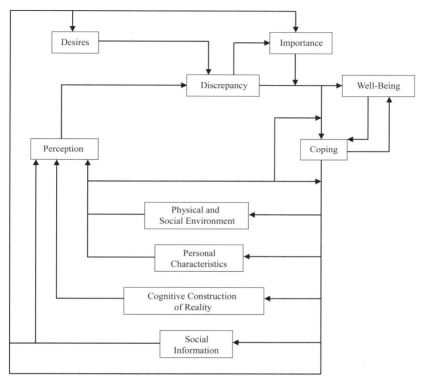

図1.8　サイバネティクスモデル（Edwards, 1992より引用）

1.3.2　職業性ストレスモデルにおける鍵概念

　ストレス研究はこれまで概観してきたように，単一の要因に焦点を当てたものと，全体的なプロセスを記述しようとしたものとがあるが，どれもストレッサー－ストレス反応を軸としてモデルが構成され，そのプロセスに種々の緩衝要因や促進要因といった影響因の存在を想定して行われる。

　職業性ストレスのストレッサーは，LazarusとFolkmanの「環境からの要求または制約が個人のリソースや能力を超えてしまっていると知覚された場合に心身の負担が発生する（Lazarus & Folkman, 1984）」という観点を基礎

に検討されてきた。CartwrightとCooperは職業性ストレッサーを以下の6つにまとめている（Cartwright & Cooper, 1997）。

・仕事がそもそも有している要因
・組織の中における役割
・上司，同僚，そして部下といった仕事上の人間関係
・経歴（career development）に関すること
・組織の文化や法的枠組みに加え組織の構造や社風といった組織の要因
・仕事と家庭のつながり

　重要な点は，大きなカテゴリに分類すると実際の職場に特有のストレッサーが見落とされる可能性があり，一方で，細分類すると適用対象が極端に限定されるということである（Cartwright & Cooper, 1997）。そのため，職業性ストレスの研究においては，ストレッサーは研究対象により慎重に検討しなければならない。また，PerrewéとGanster（2010）が述べるように，職場におけるストレッサーは時代によってその時代特有のストレッサーが存在しうるわけであり，ストレッサーの実態については常に注目することが重要である。

　Cooperら（2001）は，職業性ストレスにおけるストレッサー→ストレス反応の緩衝要因を以下の3種類に分類している。1つ目が性格や認知のパタンといったパーソナリティ・気質要因，2つ目は仕事をどのように認知するかという環境のコントロール要因，3つ目はソーシャルサポートである。なお2つ目の環境のコントロール要因は，Karasek（1979）の仕事要求－コントロールモデルにおけるコントロール（control / latitude）に相当する。コントロールについては既に職業性ストレスモデルの節で述べたため，以下に（1）個人内要因（2）ソーシャルサポートについて概観する。加えて，ストレスプロセスをより力動的に捉えようとする心理学的ストレス研究において主要な概念となる（3）コーピング（coping）についても述べる。

（1）パーソナリティ・気質要因（personality/dispositional factor）

ストレス研究におけるパーソナリティ・気質要因とは，その人に特徴的な行動や考え方の傾向として捉えられる。この要因はストレッサーとの関連について，職業性ストレスの多くの研究者が注目している。特に個人－環境適合理論に基づく研究では多くの議論がなされ，現在までにパーソナリティはストレス過程においてストレスフルな状況の体験の仕方とストレッサーへの反応の仕方に重要な役割を果たすと結論付けられている（Bolger & Zuckerman, 1995）。これまでパーソナリティ・気質要因として研究されてきた主なものは，自尊心，自己効力感，対人依存性，タイプ A 性格などがある（Hirshfeld, Klerman, Chodff, Korchin, & Barrett, 1976; Birtchnell, 1984; Vrasti, Enasescu, Poelinca, & Apostol, 1988; Eysenck, 1991; Sanathara, Gardner, Prescott, & Kendler, 2003; Nuns & Loas,2005）。

パーソナリティによって環境への反応の仕方が異なるということは，それによって選択されるコーピング方略が異なるということでもある（Bolger & Zuckerman, 1995）。生理的・疫学的ストレス研究が因果論に注目し，パーソナリティ・気質要因も含めて検討されてきたとはいえ，ストレスプロセスの動的な部分が欠けていることは否めない。後につづく章ではパーソナリティ・気質要因をコーピング方略の選定という動的な部分と関連付けた検討も行う。

（2）ソーシャルサポート（social support）

ソーシャルサポートとは Caplan（1974）によって概念化されたものであり，家族や友人，隣人など，ある個人を取り巻くさまざまな人からの有形・無形の援助を指すものである。Caplan によると，ソーシャルサポートが十分に得られる場合に，個人はストレスフルな状況に最もよく対処しうるという。つまり，同じようなストレッサーに曝されていても，支援的な人間関係に恵まれ，ソーシャルサポートが十分に活用できる人は，そうでない人に比べる

とストレッサーの悪影響を受けにくく，ストレス反応も減弱化されたものとなりうるのである。

　しかしながら，Caplan（1974）の定義にある「人からの有形・無形の援助」という部分をみても明らかであるが，ソーシャルサポートの概念は広く，社会的関係が健康を促進する，あるいは有害状況を緩和するプロセスの全般をさす。さらにソーシャルサポートは文化差や民族差なども大きく，欧米諸国においては有効に機能したにもかかわらず，日本においては害悪となった状況も報告されている（Taylor, Welch, Kim, & Sherman, 2007）。Taylor らが注目したのは直接的なサポートであったが，欧米ではこのような明確な援助は喜ばしいものであると評価される一方で，日本では露骨な援助というものが，場合によっては自尊心の傷つきを招く可能性があるものだといえる。そのような中，ソーシャルサポートはソーシャルネットワークの構造に注目した研究（構造的サポート；structural support）と，サポートの機能面に注目した研究（機能的サポート；functional support）との2側面から研究が進められてきた（Cohen, Gottlieb, & Underwood, 2000）。

　構造的サポートは家族や職場の同僚，友人，知人といったその人の人間関係の範囲とその結びつきの強さの程度のことを指す。いわゆる社会的ネットワークである。もともとは社会学者らが，自殺が社会的結びつきのより少ない人に多いことを見出したことに関連して研究が発展してきた（Durkheim, 1987/1951）。主要な報告の1つとして，コミュニティや大きな団体に属している人々は孤立している人々に比べてよりよい精神的健康にあるという研究がある（Cohen & Wills, 1985）。社会的統合（social integration）として理解されている社会的ネットワークへの参加の程度は，家族成員や友人，隣人や所属する団体の種類と数が多いほど，社会的統合の程度が高いとされる。社会的統合が高ければ高いほど精神的健康だけでなく，身体的健康が高くなることが報告される一方で（Blazer, 1982; Cerhan & Wallace, 1997），実際にもつ交流は適度に少ない人の方が心理的適応がよいことが分かっている（Hirsh,

Engel-Levy, Du Bois, & Hardesty, 1990)。社会的ネットワークのどのような特徴が健康にとって重要であるのかは，いまだに議論のあるところであり，はっきりとした見解は得られていない（Cohen, Gottlieb, & Underwood, 2000）。この点については，より多くのサポートが受けられることが重要であることには間違いはないが，ネットワークが広いほど異なる役割を果たすことになり，それによって個人の自尊心が高まり，健康状態がよくなるのであろうという解釈もある（Cohen, 1988; Thoits, 1983）。

　機能的サポートは期待されたサポート（perceived support）と受容されたサポート（enacted support）とに分類される。期待されたサポートに関して，CohenとWills（1985）は，ソーシャルサポートがストレスのネガティブな心理的アウトカムを緩和するという仮説を検証した40以上の相関研究をレビューした。その結果，ストレスフルな出来事への対処資源の利用可能性を評価したサポート尺度の研究報告には，サポートがストレスを緩衝する一貫した結果が得られていたと結論している。このストレス緩衝効果の重要な点は，サポートが必要となるときに他者がサポートを提供してくれるという認識や期待であって，実際にサポートを受けた体験ではないということである。つまり，健康や適応には実際にサポートを受け取ったか否かはあまり重要ではなく，むしろサポートの利用可能性に関する信念が重要なのである。一方で，受容されたサポートについては，有効に機能する場合（Eckenrode & Wethington, 1990）と，逆に害悪になる場合（Stollar, 1985; Taylor, Welch, Kim, & Sherman, 2007）とが報告されている。このことについては，サポートの受け手のニーズと，与え手の提供するサポートの内容とに齟齬があれば，サポートになりえないという解釈が成立する一方で，齟齬から生まれる受け手の利益もあり，ソーシャルサポートの影響メカニズムや結果は，Caplanが最初に提唱したものほど単純ではないということが，主要な議論の1つになっている（Taylor, Welch, Kim, & Sherman, 2007）。

　ソーシャルサポートがどのように健康に影響するかを明確化するために，

2つのモデルが構築されている（Cohen & Wills, 1985）。1つが「ストレス緩衝モデル」であり，これは，サポートはストレスに曝されている者の安寧にだけ関係があるとするものである。もう1つは「主効果モデル」であり，これはサポートなどの社会資源は，ストレスの有無に関わらず個人によい影響をもたらすと考えるものである。期待されたサポートを測定した場合はストレス緩衝効果が予測されると結論付ける研究が多いが，期待されたサポートと主効果を支持する研究も少なくない（Cohen & Wills, 1985; Schwarzer & Leppin, 1989）。また，期待されたサポートと社会的統合から生じるストレス緩衝効果とに相関関係があったとする報告もある（Bolger & Eckenrode, 1991; Falk, Hanson, Isacsson, & Ostergren, 1992）。

(3) コーピング（coping）

LazarusとFolkmanが提唱した心理学的ストレスモデルは，ストレスが環境と個人との相互関係によって引き起こされるとするものであったが，個人の状況の評価を含め，このモデルの主要な概念はコーピング（coping）である（Lazarus & Folkman, 1984）。今日までコーピングは，ストレスと健康をつなぐ概念として，多くの研究でLazarusの定義をそのまま引用するか，部分的に修正するなどして扱われている。LazarusとFolkman（1984）のコーピングの定義は次のようなものである。「コーピングとは，能力や技能を使い果たしてしまうと判断され自分の力だけではどうすることもできないとみなされるような，特定の環境からの強制と自分自身の内部からの強制の双方を，あるいはいずれか一方を，適切に処理し統制していこうとしてなされる，絶えず変化していく認知的努力と行動による努力である。」これには4つの特徴が含まれる。①コーピングはプロセスであり特性ではない。②コーピングのプロセスは自動的な適応行動とは異なり，自らの判断によってなされるものであり，それゆえ個人の努力を促す。③コーピングは処理しようという努力そのものであり結果ではないため，コーピングには個人のすること

や考えること全てが含まれる。④処理をするということはコーピングを習得することとは質的に異なり，状況を最小化するとか回避するとかいったことにより行われる。

コーピングはソーシャルサポートと同様に，定義がカバーする範囲は広く，分類は研究者の間で一致した見解はいまだ見出されていない。Lazarus と Folkman（1984）は，コーピングを問題焦点型コーピング（problem focused coping）と情動焦点型コーピング（emotional focused coping）とに分類した。この基準となったのは，Kahn らの提唱したクラス I コーピングとクラス II コーピングである（Kahn, Wolfe, Quinn, Snoek, & Rosenthal, 1964）。問題焦点型コーピングとは，たとえば，計画を立てて実行する，一つひとつ物事を処理していく，などのように，ストレスフルな状況そのものを解決しようとする具体的な努力を意味している。情動焦点型コーピングは，たとえば，自分自身を責める，その出来事にプラスの面を見つける，などのように問題そのものの解決ではなく，問題によって生起した情動の調節を目的としている。しかしながら，同じ対処方略をとってもある人にとっては問題解決のためであるかもしれないが，別の人にとっては自身の不安を和らげるための行動であるという場合もある。このような理由から，実証研究においてはコーピングが問題焦点型と情動焦点型の 2 つのタイプには明確に分類できないことが多かった（Latack & Havlovic, 1992）。一方 Latack と Havlovic が提案した分類基準は，方法による分類である。彼らはコーピングを（1）認知−行動，（2）コントロール−逃避，（3）社会−孤立の 3 つのカテゴリによって分類した。しかしながらこの分類も認知と行動の明確な分類は難しく，実証研究においては一貫した結果が得られにくい（Latack & Havlovic, 1992）。Endler と Parker は情動的なコーピングから回避的なコーピングを分けることで，課題優先コーピング（task-oriented coping），情動優先コーピング（emotion-oriented coping），回避優先コーピング（avoidance-oriented coping）からなるコーピングの 3 因子モデルを提唱し，その理論に基づいて，Coping Inventory for Stressful Situations（CISS: Endler & Parker, 1990）を開発している。Endler らの理論では，コーピングを 3 因子で設定しただけでなく，Lazarus らがコーピングはそれを使用する人の意図や目的によって意味が変わってくる文脈依存のコーピングであったのに対し，その人のもつある程度一貫したコーピングの傾向（dispositional coping）を測定しようとしたところにその特徴がある。CISS は多くの実証研究でその妥当性と信頼性が立証されている。

　コーピングの選択から実行までのプロセスに影響を与える要因も検証されてきた。その代表的なものはパーソナリティである。特に，緊張を感じる場面において「自分はその課題をこなすことができる」，という感覚をさす自己効力感（self-efficacy）はコーピングの選択からその実行までに関わる重要な概念である（Bandura, 1997）。その他の影響要因としては，ソーシャルサポートが代表的なものであるといえる。いくつかの研究で，ソーシャルサポートが保障されていることにより，根本的な問題解決を目指したコーピングが選択される傾向があることが明らかにされている（Terry, Mayocchi, & Hynes, 1996; Terry, Rawle, & Callan, 1995）。

後章の構成

　職業性ストレス研究に常に付随する難しい点の 1 つは，不適合を起こすいくつかの構造的な構成要素を特定することには成功することがあるものの，不適合の本質を特徴づけ，個人と環境とを結びつけるそれらの要素の特定にしばしば失敗することである（Cooper, Dewe, & O'Driscoll, 2001）。また，蓄積された莫大な研究をもってしても職業性ストレス研究においては，必然的に課され続けるテーマがある。その 1 つがさまざまな理論やモデルを，さまざまなサンプルを用いて精査することである。労働者はいつの時代も均質な集団とは限らない。そして別の 1 つが，何がその時代の職場ストレッサーとなっているかという点は労働者集団の特性の変化同様，常に変化しうるものである（Perrewé & Ganster, 2010）。

この指摘を踏まえ，本書では第2章において，日本で2005年に施行された市町村の合併の特例に関する法律により急速に進んだ市町村の統廃合の影響を，近年に特有のストレッサーの1つとして捉えた上で構築した職業性ストレスモデルの検討を横断研究デザインで行った。その上で，以降の章ではこの統合的モデルを構成するそれぞれの要素について縦断的モデルを用いてそれらのプロセスを検証した。第3章では自尊心と対人依存性が仕事ストレッサーとストレス反応とに及ぼす影響について，第4章ではストレス緩衝要因のひとつであるソーシャルサポートの，個人の自己理解（self-construal）とストレス反応への影響プロセスの違いを検証し，第5章では対処行動のあり方とストレス反応との関連を分析した。

第2章

市町村合併による地方公務員の
メンタルヘルスへの影響

2.1 はじめに

　30年以上にわたり，企業の合併や買収の結果生じる組織の変化によるネガティブな影響に警鐘が鳴らされてきた（Sinetar, 1981）。そのためここ30年間で企業の合併の影響を検討した研究の数は急増している。Siu らはテレビ会社の合併による従業員のストレスの影響を調査し，企業合併が業務負担の増大，仕事満足度の低下，そして心身の状態の悪化につながることを明らかにした（SIU, Cooper, & Donald, 1997）。Terry らは合併による労働者のストレスと，コーピング方略そしてソーシャルサポートの関連を検討した。その結果，彼らが自分の置かれた状況をコーピング方略によって前向きに評価することによって，仕事満足度が維持されうることが明らかとなった（Terry, Callan, & Sartori, 1996）。近年では縦断的デザインによる研究も報告されている。合併の前後を比較した研究によると，うつ症状や不安症状，そして自殺といった精神医学的リスクが増大していることが明らかとなっている（Haruyama, Muto, Ichimura, Yan, & Fukuda, 2008; Väänänen, Ahola, Koskinen, Pahkin, & Kouvonen, 2011）。

　日本では，職業性ストレッサーの1つである組織の構造は，2005年1月の

「市町村合併の特例に関する法律」の施行による職場の統廃合によって急速に変化した。職場の組織の変化をネガティブに捉えることはメンタルヘルスの観点からだけでなく，組織の生産性の観点からも深刻な結果をもたらす（Cassel, 1976; Nakata, Ikeda, Takahashi, Haratani, Hojou, Fujioka et al., 2006; Park, Wilson, & Lee, 2004）。市町村合併による急激な職場状況の変化の影響を最も強く受けたのは地方公務員である。公務員の仕事現場は多くの分野が含まれる職業の1つである。たとえば，建築業，教育，社会福祉や医療といった多くの領域から構成されており，多職種，多様な職場からなる職業ともいえる。このため，公務員全体のストレス研究は実施が困難であり，実際ほとんど報告がない（Yasuda et al., 1998）。しかしながら，この市町村の統廃合施策は日本において全国的な規模で行われたものであり，多くの地方公務員がそれぞれの職場において共通して直面したストレッサーといえるであろう。そこで，この市町村合併というストレッサーを測定することは，公務員全般のストレス状況の把握をするためにも有用なことである。それゆえ，本研究の第一の目的は，市町村合併による影響を測定する尺度を開発することとした。

　市町村合併はそもそも，事業の効率化や経営のスリム化をねらいとして進められたものである。そのため，一人ひとりにかかる仕事量は増大した可能性が高いと考えられる。ただ，仕事量が多いことはそれ自体が容易ならないことではあるものの，深刻な状況は決して仕事量だけで決まるものではない。このことは Karasek（1979）の仕事要求－コントロールモデル（JD-C model）によって明らかにされている。仕事要求－コントロールモデル（JD-C model）は，仕事量とその仕事に関する労働者の裁量権を考慮した上での仕事環境が，ストレス反応や仕事満足度に影響を及ぼすという考えに基づいている。このモデルでは，与えられた仕事は仕事「要求度」と仕事「コントロール度」の2つに分けられる。Karasek は「要求」を割り当てられた仕事の程度とその仕事を遂行するための深度度の要素として定義し，「コントロール」を労働者の決定における自立性の程度の要素として定義している。この

モデルは2つの柱となる仮説がある。(1) 高い仕事要求度と低い仕事コントロール度は心理的，身体的負担を促進する，(2) 高い仕事要求度と高い仕事コントロール度（an "active" job）は安寧を生み，学ぶ経験，そして個人の成長を生じさせる（Karasek & Theorell, 1990）。すなわち，市町村合併によって，公務員の仕事の増大とともに，それらの仕事をどの程度コントロールする裁量権が与えられているかがメンタルヘルスを維持するうえで重要なのである（Kawakami, Haratani, Kaneko, & Araki, 1989）。大規模な組織の変化によって，これまでの仕事と同等の裁量権を得られなかった場合にはストレス反応が増大する可能性がある。

　仕事要求－コントロールモデルは近年では，仕事量と裁量権という2つの要素に加え，ソーシャルサポートを組み込んだ，仕事要求－コントロール－サポートモデルとして検討されることが多い（de Lange, Taris, Kompier, Houtman, & Bongers, 2003; Park, Wilson, & Lee, 2004; Sanne, Mykletun, Dahl, Moen, & Tell, 2005; Shimazu, Shimazu, & Odahara, 2004）。深刻な職場ストレスを改善せしめるのが，協力的で支えとなる同僚あるいは上司の存在である。比較的高いレベルのソーシャルサポートを得ている労働者は，心理的ストレス症状が低いだけでなく，身体的症状の訴えも少なくなる（Cohen, Gottlieb, & Underwood, 2000; Rodriguez & Cohen, 1998）。仕事要求－コントロール－サポートモデルにおいては，過剰な仕事要求と低い仕事裁量権であっても，高いソーシャルサポートがあればストレス反応が低くなることもあるのに対し，高要求・低裁量権でかつソーシャルサポートに乏しい労働者は，一貫して高いストレス反応を呈することが種々の研究から明らかになっている（Johnson & Hall, 1988）。市町村合併による職場の変更や異動は，これまでのソーシャルサポートの喪失を意味する場合もある。もちろん，新しい職場でのサポート体制もあるだろうが，重大なソーシャルサポートの喪失があればストレス反応は増大するだろう。

　仕事状況の緩和要因として個人のパーソナリティもストレスプロセスに影

響する。パーソナリティはストレッサー，ストレス反応，またはその両方に影響を与える重要な役割を果たしている（Bolger & Zuckerman, 1995）。パーソナリティ要因はまた，鬱病を含む多くの精神疾患の発症を防ぐということも証明されてきている。これらの研究は鬱病患者のパーソナリティを広く検証したものから得られた知見であるが，そのうちいくつかの症状に共通する要因として，低い自尊心（self-esteem）と過剰な対人依存性（interpersonal dependency）とが関連していることが明らかにされている（Bolger & Zuckerman, 1995; Druley & Townsend, 1998; Nuns & Loas,2005; O'Neill & Kendler, 1998; Pagel & Becker, 1987）。自尊心はその人自身の全体的な価値評価を反映するものであり（Dolan, 2007），対人依存性は情緒的ニーズに関して他者に過剰に依存する傾向のことである（Bornstein, Ng, Gallagher, Kloss, & Regier, 2005）。市町村合併によって公務員一人ひとりの性格が変化することはない。しかしながら市町村合併による職場の変化への適応に関して，個人のパーソナリティは重要な役割を担っていると考えられる。そこで，本研究では自尊心と対人依存性を自己概念の重要な側面としてモデルに含め検証することを2つ目の目的とする。

　先に述べたように，この領域で公務員に特化した研究はほとんどない上，公務員を対象にしてソーシャルサポート，自己概念とストレッサーの関係を検証した研究もほとんどない（Yasuda et al., 1998）。この点を踏まえて，本研究は，市町村合併によって受けた影響を測定する尺度の開発を行い（研究1），パスモデルの解析を通じて市町村合併後の公務員のストレス状況について行う（研究2）。

2.2 研究1：市町村合併ストレス質問紙の開発と妥当性の検証

2.2.1 方法

対象者

　K県U市の市職員645名を対象とし，2007年1月にアンケート調査を実施した。U市は深刻化する経済状況の改善を目指して，市町村合併の特例に関する法律に基づき5つの町が合併してできた市である。回収されたアンケート調査用紙は614名（回収率95.2％）であった。回収されたアンケート調査用紙のうち回答漏れのない有効回答が得られたものは570名で，うち男性328名（57.4％），女性が242名（42.6％），平均年齢は43.8歳（$SD=10.9$）であった。385名（67.9％）が事務職で102名（18.0％）が事務職以外であった。82（14.3％）は無回答。52名（9.2％）が管理職で211名（37.1％）が管理職ではなく，質問への無回答は307（53.8％）であった。

使用尺度

　市町村合併ストレス：市町村合併に関するストレスの先行研究はないため，新規に市町村合併ストレス質問紙（Municipal Merger Stress Questionnaire；MMSQ）を作成した。筆者が対象の職場に勤務する3人のU市職員（それぞれ異なる職種・職位）に綿密なインタビューを実施し，市町村合併後にもたらされた変化や影響に関して情報の収集を行った。得られた情報はインタビューイ3人とも類似するものがほとんどで，これらの情報は地方公務員が市町村合併によって直面した事項の多くをカバーしているものであろうと判断した。インタビューでの情報と理論的見地から考えられることも考慮し，21項目の質問紙を構成した。それぞれの項目は1=とても当てはまる，から4=まったく当てはまらない，までの4件法で評価する。項目の例としては「仕事

の種類が増えた」、「新しい仕事が覚えられない」、「これまでのやり方が通用しない」などがある。内的整合性は$\alpha=.83$とよい値が得られた（n=570）。

日常の仕事負荷量：Karasek's（1979）のJD-Cモデルに基づいてSteptoeら（1999）が162人の教師をサンプルに開発したJob Strain Questionnaire（JSQ）を使用した（Steptoe, Cropley, & Joekes, 1999）。JSQは15項目からなる、1=とてもあてはまる、から4=とてもあてはまらない、までの4件法で回答する尺度である。これらの15項目は4つの下位尺度に分類される。1つ目が3項目で構成される仕事要求（項目例：私に与えられた仕事は猛烈なペースだ）、2つ目が3項目で構成される仕事コントロール（項目例：私は自分の仕事で何をするかを決める自由がある）、3つ目が4項目で構成されるスキルの活用（項目例：私の仕事には新しいことを学ぶ部分がある）、そして4つ目が5項目からなるソーシャルサポート（項目例：私と上司との関係は良好である）である。本研究では、仕事負荷量の評価として、仕事要求、仕事コントロール、そしてスキルの活用の3下位尺度を使用した。この尺度による仕事負荷量の算出はSteptoeら（1999）の提案で以下の計算式を用いる。

仕事負荷量指数＝仕事要求／[（仕事コントロール＋スキルの活用）／2]×10

ストレス反応：The Hopkins Symptom Checklist（HSCL; Derogatis, Lipman, Rickels, Uhlenhuth, & Covi, 1974）は信頼性と妥当性が十分に証明された心理的、身体的症状を測定する尺度である。HSCLは54項目5下位尺度から構成される。それぞれの下位尺度は以下のとおりである：

身体化症状：14項目、項目例：手足が重く感じる（$\alpha=.87$）

強迫性症状：9項目、項目例：不快な考えが頭から離れない（$\alpha=.87$）

対人過敏症状：10項目、項目例：ひとりになりたいと思う（$\alpha=.85$）

不安症状：8項目、項目例：心配でくよくよする（$\alpha=.85$）

鬱症状：13項目、項目例：憂うつである（$\alpha=.87$）

本研究では HSCL 日本語版（Nakano & Kitamura, 2001）を使用した。

手続き

配布された質問紙は参加者が各々職場内で回答し，回収された。なお参加は自由意思によるものであり，質問紙には匿名で回答を求め，また，回答内容がなんらの不利益ももたらさないということも表書きされている。

統計解析

まず，MMSQ の平均値と標準偏差を算出し，その後対象者570名を無作為に 2 群に振り分けた。それから最初のグループで探索的因子分析（Exploratory Factor Analysis: EFA）を行った。低いベースレートの項目はEFA において不適切な項目とされるため，項目の平均値が1.4以下のものは因子分析から除外した。分析には最尤法を用い，プロマックス回転を行った。因指数の決定はカイザー基準（固有値が 1 以上）によってなされた。市町村合併の影響を明確に因子に分けるために，2 つ以上の因子にまたがって高い因子負荷量を示す項目や，因子負荷量が.40以下の項目は除外した。

次に，因子構造の安定性を検証するために，EFA の結果に基づいて，もう一方のグループを用いて一連の確認的因子分析（Confirmatory Factor Analysis: CFA）を行った。モデルの適合度に関してはカイ二乗値（CMIN），goodness-of-fit index（GFI），adjusted goodness-of-fit index（AGFI），comparative fit index（CFI），そして root mean square error of approximation（RMSEA）を使用して評価された。標準的な評価基準によると望ましい適合度は，CMIN/df<2，GFI>0.95，AGFI>0.85，CFI>0.95，RMSEA<0.08となっている（Schermelleh-Engel, Moosbrugger, & Müller, 2003）。

最後に，併存的妥当性と構成概念妥当性の確認をするために，日常の仕事負荷（JSQ）とストレス反応（HSCL）との相関を調べた。

全ての統計解析は Statistical Package for Social Science（SPSS）16.0と

AMOS 7.0を使用した。

2.2.2 結果

　探索的因子分析の結果，初期解では5因子構造が示唆された。しかしながら，8項目（項目2, 5, 6, 7, 8, 13, 17, 20）は全ての因子に対して十分な因子負荷量が得られなかった（因子負荷量が.40以下），あるいは2つかそれ以上の因子に対して強い因子負荷を示していた。そのため，それらの8項目を除いた13項目で再度因子分析を行った結果，2因子構造が示された（表2.1）。最初の因子は，たとえば「勤務時間が増えた」など長時間にわたる勤務や，「休みの日に勤務することが多くなった」など休日出勤の必要性などを反映した項目を含んでいたため，この因子に「仕事量の増大（Increased Workload）」と

表2.1　Municipal Merger Stress Questionnaire（MMSQ）の因子分析結果

	因子負荷量	
	因子Ⅰ 仕事量の増大	因子Ⅱ 無価値感
1. 勤務時間が増えた	**.74**	.31
14. 休暇がとりにくいシステムになった	**.50**	.39
18. 仕事の種類が増えた	**.63**	.34
21. 休みの日に勤務することが多くなった	**.69**	.32
3. 個性が発揮できなくなった	.30	**.59**
4. これまでのやり方が通用しない	.39	**.49**
9. 地位が下がった	.23	**.44**
10. 仕事にやりがいがなくなった	.24	**.66**
11. 自分の能力がいかせない部署になった	.25	**.69**
12. 新しい仕事が覚えられない	.33	**.59**
15. 相談できる同僚・上司がいなくなった	.33	**.59**
16. やり遂げようとしていた仕事が達成できなかった	.30	**.52**
19. 職場の雰囲気になじめない	.36	**.67**
信頼性係数 α	.74	.82
説明された分散	4.48	1.56
説明された分散の割合（%）	35	12
因子間相関	.50	

第 2 章　市町村合併による地方公務員のメンタルヘルスへの影響　　39

表2.2　MMSQ の 2 因子と日常業務の負荷，ストレス反応との相関

	因子 I 仕事量の増大	因子 II 無価値感
日常業務の負荷（JSQ）	.401***	.302***
ストレス反応（HSCL）	.213***	.429***

*** $p < .001$

名前を付けた。 2 つ目の因子は「個性が発揮できなくなった」や「これまでのやり方が通用しない」といった項目を含んでおり，「無価値感 (Worthlessness)」という名前にした。 2 つの因子は中程度の相関があった（r = .50）。クロンバックの α 係数はそれぞれ .74と .82であった。

　EFA の結果に基づいて，もう 1 つのグループ（n=235）を用い，最終的に残った13項目の確認的因子分析（CFA）を行った。モデルの適合度はよい適合度が得られた（χ^2/df =1.90, GFI= .927, AGFI= .896, CFI= .918, RMSEA= .062）。

　表2.2には，MMSQ の 2 つの因子と，日常の業務負荷（JSQ）とストレス反応（HSCL）との相関を示している。MMSQ の 2 因子は JSQ と有意な正の相関があった。このことによって併存的妥当性が確かめられた。さらに，HSCL とも有意な正の相関がみられた。MMSQ はストレッサーを測定するために開発された尺度であり，この相関によって，MMSQ の構成概念妥当性が確認された。

2.2.3　考察

　因子分析の結果，本サンプルにおける MMSQ は「仕事量の増大」・「無価値感」という 2 つの因子が確認された。市町村の合併というものは地方行政の予算削減をその主な狙いとしている。そのため労働者の仕事量は増加したであろうし，彼らの業務内容はより複雑化したことが考えられる。第 1 因子の「仕事量の増大」はこの点を表している。そして，市町村合併は結果として一定数の労働者をこれまでとは違う職場へ配置せざるをえない状況を生ん

だであろうし，彼らのそれまで行っていた仕事を途中でやめざるをえないことにつながったはずである。そして彼らの中にはこの移行期に，サポートを提供してくれることが可能であった同僚や上司と接触をもつ機会を失った者もいただろう。新しい職場では，新しい仕事やその仕事をこなすための新しい技術を身につけるということは困難であったのではないか。以前用いていた技術ややり方は役に立たなかったこともあっただろう。労働者はまた彼らの資質を十分に活用できなくなってしまったと感じた可能性もある。第2因子「無価値観」はこういった実態を統計的に示したことになる。

　本尺度の構成の過程において8項目が除外された。項目はストレス理論とインタビューに基づいたものであり，何らかの影響の可能性があると考えられたものである。それゆえ，2つの因子にまたがって高い因子負荷量を示したものは合理的であるものの，低い因子負荷量を示した項目が，どうして発生したのか検討しておく必要がある。どの因子にも高い因子負荷量を示さずに除外された項目は，「項目2：市民の市職員に対する期待が高まった」，「項目13：市民の評価が厳しくなった」の2つである。これらは職場内の負荷ではなく，外から感じられる負荷を表している。公務員の職業領域は先にも述べたように多岐にわたる。公務員の仕事の中には市役所の窓口として直接市民と多くのやりとりをする仕事もあれば，そうでないものもある。これらの項目がストレッサーとして認識され，測定されるのは，前者の領域で働く人たちであり，MMSQ全体の構成からは除外されるわけである。しかしながら，他者評価のプレッシャーという側面は決して軽視できないことがらであり（Blackburn, Jones, & Lewin, 1986; Riemsma, Taal, Wiegman, Rasker, Bruyn, & van Paasen, 2000），今後の研究で注目していくべきであろう。

　CFAを踏まえると，市町村合併ストレッサーに関する結論として，2つの市町村合併の因子から構成されたストレッサーの概念はデータによく適合していた。つまり，地方公務員は市町村合併による独自のストレスを明らかに経験していたのである。

2.3　研究 2：市町村合併が職場全体のストレス構造に及ぼす影響

　研究 1 では市町村合併が確かなストレッサーとなっていることが確認された。この結果を踏まえて，研究 2 では市町村合併ストレッサーが公務員の職場の全体構造でどのように作用しているかパス解析を用いて調べる。パスモデルは，ストレッサー→ストレス反応の間にパーソナリティやソーシャルサポートといった要因を考慮する場合に用いられる調整要因モデルの理論（Hurrell & McLaney, 1988）に基づいて構築した。調整要因モデルは，職業性ストレス研究の領域において，もっとも多くの実証研究がなされたものの 1 つであり（Perrewé & Ganster, 2010），米国の国立職業安全保健研究所（National Institute for Occupational Safety and Health; NIOSH）が示したものが代表的である（Hurrell & McLaney, 1988）。

2.3.1　方法

対象者

　研究 1 と同じ対象者の回答をパスモデルの解析に使用した。実施方法，回収方法，対象者の人口統計学上の内訳は研究 1 のそれと同じである。

使用尺度

　ストレッサー：研究 1 で因子構造と妥当性が確認された市町村合併ストレス質問紙（MMSQ）を使用した。仕事量の増大と無価値感の 2 つの下位尺度からなる13項目，4 件法の尺度である。

　裁量権：研究 1 で使用した Job Strain Questionnaire（JSQ）を使用した（Steptoe, Cropley, & Joekes, 1999）。本研究では，仕事の裁量権の程度によって全体のストレス構造がどのような特徴をもつか検証するため，仕事コントロールの下位尺度を使用した。内的整合性は $\alpha = .65$ であった。

ソーシャルサポート：職業場面におけるソーシャルサポートはJSQに含まれる5項目からなるソーシャルサポート下位尺度を使用した。得点が大きくなるほどソーシャルサポートが高いことを意味する。JSQが測定するソーシャルサポートは期待されたサポート（Cohen, Gottlieb, & Underwood, 2000）である。

　自尊心：自己価値に関する全般的感覚はSelf-esteem Scale（SES; Rosenberg, 1965）を使用した。Rosenberg（1965）の開発したSESは，4=とてもあてはまる，から1=まったくあてはまらない，までの10項目4件法の尺度であったが，本研究で用いた日本語版では，5=あてはまる，から1=あてはまらない，までの5件法に修正されている（Yamamoto, Matsui, & Yamanari, 1982）。得点があがるほど自尊心が高いことを意味する。本サンプルでのクロンバックのアルファ係数は.82であった。

　対人依存性：対象者の対人依存の程度の測定にはThe Interpersonal Dependency Inventory（IDI; Hirschfeld, Klerman, Gough, Barrett, Korchin, & Chodff, 1977）が用いられた。この尺度は23項目からなり，依存性のうち①他者に対する情緒的依存，②社会的自信の欠如，そして③自律性の主張の困難という3つの側面が測定できるように設計されているそれぞれの項目は4=非常にそうである，から1=そうでない，までの4件法で評価される。得点が高いほど依存性が高いということを意味する。IDIはMcDonald-Scott（1988）が邦訳しており，本研究ではMcDonald-Scottの日本語版を使用した。

　ストレス反応：研究1で使用したThe Hopkins Symptom Checklist（HSCL; Derogatis, Lipman, Rickels, Uhlenhuth, & Covi, 1974）を用いてストレス反応を測定した。得点が高いほど，ストレス反応が深刻であることを意味する。本研究では日本語版を使用した（Nakano & Kitamura, 2001）。

統計解析

　統計解析は2段階の手続きで行った。最初に，それぞれの変数における性

別，職種といった属性による差異を t 検定で解析した。その後調整要因モデルの理論に基づいてモデル図（図2.1）を作成しパス解析を行った。このモデルにおけるストレッサー変数としての仕事量の増大（Increased Workload）と無価値感（Worthlessness）は，それぞれ MMSQ の因子を構成する項目の得点を合計して構成された。自己概念の潜在変数は自尊心と対人依存性からなる。そのうえで，(1) ストレス反応はストレッサーと正の相関がある，(2) 自己概念とソーシャルサポートはストレッサーとストレス反応と負の関連がある，そして (3) ソーシャルサポートと自己概念は共分散がある，という仮定で設計されている。モデルの適合度に関してはカイ二乗値（CMIN），goodness-of-fit index（GFI），adjusted goodness-of-fit index（AGFI），

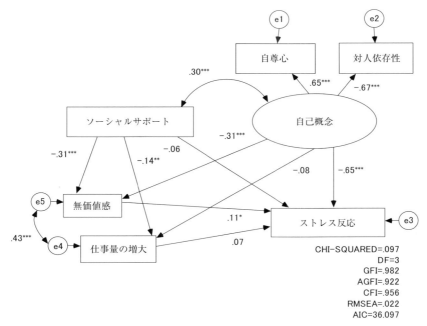

*** $p < .001$, ** $p < .01$, * $p < .05$

図2.1　市町村合併ストレスモデル

comparative fit index（CFI），そして root mean square error of approximation（RMSEA）を使用して評価した。標準的な評価基準による望ましい適合度は，CMIN/df<2，GFI>0.95，AGFI>0.85，CFI>0.95，RMSEA<0.08 となっている（Schermelleh-Engel, Moosbrugger, & Müller, 2003）。

　次に，多母集団同時解析を用い，仕事の裁量権が高い群と低い群とでモデル図の構造の差異を検証した。裁量権高群・低群を分ける基準は，裁量権得点の4分位によって定めた。それぞれ最上位の4分の1と最下位の4分の1を裁量権高群，低群とした。

　全ての統計解析は Statistical Package for Social Science（SPSS）16.0と AMOS 7.0を使用して行われた。

2.3.2　結果

2変量統計

　仕事量の増大と自尊心，仕事裁量権とを除く，全ての変数間において有意な相関が見られた（表2.3）。予測した通り，市町村合併ストレッサーは，対人依存性，ストレス反応とは正の相関を示し，自尊心，ソーシャルサポートと負の相関を示した。また，裁量権は，ストレス反応と負の相関を示した。有意な性差はストレス反応においてのみ，女性の方が男性よりも高いという結果が見られた［$t(568)= -2.531, p= .012$］。しかしながら，職種や，職業的地

表2.3　本研究で使用された変数の平均・標準偏差・相関

		平均	標準偏差	1	2	3	4	5	6
1	仕事量の増大	10.4	2.9	–					
2	無価値感	18.1	4.5	.454***	–				
3	仕事裁量権	8.3	1.6	-.022	-.218***	–			
4	ソーシャルサポート	14.7	2.3	-.166***	-.401***	.273***	–		
5	自尊心	33.7	5.8	-.079	-.256***	.220***	.193***	–	
6	対人依存性	42.8	6.8	.083*	.272***	-.169***	-.202***	-.438***	–
7	ストレス反応	91.1	21.1	.213***	.429***	-.201***	-.312***	-.473***	.481***

*** $p< .001$, * $p< .05$

第2章　市町村合併による地方公務員のメンタルヘルスへの影響　　45

位などその他の要因からはどの変数においても，変数間の有意差は見られなかった。この結果より，以下の統計解析においては合併した1つのサンプルとして取り扱うこととした。

共分散構造分析

　図2.1にあるように，ソーシャルサポートからストレス反応，自己概念から仕事量の増大，そして仕事量の増大からストレス反応のパスを除いて，全てのパスは有意なパス係数を示した。GFI，AGFI，CFI，そしてRMSEAの値はモデルの適合度が良いことを示している。

多母集団同時解析

　仕事の裁量権の程度によって解析されたストレスモデルの構造に違いあるか，さらに検証するため，対象者を裁量権高群（n=176）と裁量権低群（n=152）に分けて解析を行った。片側分散分析の結果，裁量権高群と低群では仕事量の増大，無価値感，自尊心，対人依存性，ソーシャルサポート，そしてストレス反応という変数全てにおいて有意差が見られた［それぞれ $F(1, 326)=13.528$, $p< .001$, $F(1, 326)= 30.217$, $p< .001$, $F(1, 326)= 11.063$, $p< .01$, $F(1, 326)= 10.565$, $p< .01$, $F(1, 326)= 20.272$, $p< .001$, $F(1, 326)= 18.150$, $p< .01$］。多母集団同時解析の結果，2群で対応する全てのパラメータに制約をしたモデルの方が，制約をしないモデルよりもよい適合度を示した（それぞれ GFI= .994, AGFI= .962, RMSEA= .000, AIC= 73.185 と GFI= .991, AGFI= .957, RMSEA= .031, AIC=78.165）。この多母集団同時解析の結果は，モデル図において裁量権の高群と低群との間に構造の差異が見られないということを意味している。

2.3.3　考察

　本研究は市町村合併を経験した地方公務員のストレス状況を検証した。そのうち市町村合併ストレスとストレス反応との関連において，ソーシャルサ

ポートと自己概念が両者にどのように影響するかという点，そして仕事の裁量権の程度によってそれらの働きは変化するかという点に注目した。

市町村合併ストレッサーは仕事量の増大と無価値感の2つの因子から構成されているが，ストレス反応と関連があるのは仕事量の増大ではなく，無価値感であった。これは，市町村合併によって生じる仕事量の増大という目に見える負担よりも，外側からは見えない労働者の内部の負担の方がより深刻な結果に関連するということである。職場組織に変化が起きた場合，一番に配慮することは目に見えるストレスとしての仕事量かもしれない。しかしながら本研究の結果からは，メンタルヘルスの維持のためには労働者の内面的不安により注意を向ける必要性があることを示唆している。そして，本研究におけるもう1つの内面的要素である自己概念は，無価値感と負の関係にあり，仕事量の増大とは関連がなかった。これは，自尊心や依存性の程度が仕事の価値付けには関連するが，降りかかる仕事の量については関連が無いということであり，結果は理論的にも整合性がある。健康な自己概念はストレス軽減効果を示すことが明らかにされているが（Krause, 1987; Pearlin, Menaghan, Lieberman, & Mullan, 1981），その傾向は本研究でも示唆された。ただし，ソーシャルサポートとの共分散を考えると，健全な自己概念を維持するためには，職場での良好な人間関係が不要ということは決してなく，不可欠であることは注意しておきたい。

一方，ソーシャルサポートは仕事量の増大と無価値感の両方とに負の関係があることが示された。ソーシャルサポートが新しい職場での業務の量的負担を和らげるだけでなく，質的負担も軽減する働きが明らかになった。ただ，仕事量の増大は直接ストレス反応にはつながっていない。しかしながら仕事量の増大が無価値感のようにストレス反応につながらないとしても，仕事量の増大は無価値感との共分散から推察されるように，過度に大きくならないようにすべきである。総じて結果は，職場内のストレスマネジメントにおいて，ソーシャルサポートの重要性が再認識させられたと言えよう。ただ，ソ

ーシャルサポートはストレス反応を直接的には和らげる効果が見られなかったことは注意しておく必要がある。サポートによって即効性の変化は見られなくとも間接的，長期的には，重要な要素として機能していくものなのである。

　裁量権の程度は全体のストレス構造の違いを決定するものではないことが明らかにされた。しかしながら，相関分析に見られたように，裁量権は仕事量の増大とは関連がなかったが無価値感とは負の相関があった。本研究のデザインでは因果関係については言及できないが，少なくとも裁量権が少ない場合，無価値感は高まった状態にあるという傾向が示唆されたわけであり，量的ではなく，質的な仕事の側面への注目は公務員のメンタルヘルスの維持においては重要視する必要があるといえる。

　本研究の結果は，市町村合併後の心理的適応を維持する，あるいは心理的不適応を予防するために個人の精神内部と精神外部の両方に焦点を当てた予防的，危機介入的方法を検討するべきであることを示唆している。

　最後に本研究の限界について述べる。第一に，本研究では横断的手法を用いている。それゆえ因果関係に関しては慎重に判断する必要がある。縦断的手法を用いた研究で検証しなければ，ストレス反応，自己概念，ソーシャルサポート，そして仕事の裁量権が市町村合併の結果であるという特定の解釈は明らかにならないであろう。第二に挙げられる限界は対象である。本研究で対象となったU市は日本の中で市町村合併が行われた例の1つであり，このサンプルが他の地域を代表しているかどうかという点は慎重に結論づけなければならない。

　本研究は近年の日本における市町村合併の文脈におけるストレッサーのストレス反応にかかる影響は，仕事量の増大ではなく仕事の変化による無価値感であることを報告した。市町村合併の影響について，心理教育など予防的介入をより具体的・実際的に検討するうえでは，ストレッサー，緩衝要因，ストレス反応以外にもコーピングを加えたモデルの構成が必要であると考え

られるが，これら 4 要素を考慮したモデルの複雑さを考慮すると，不適応状態のプロセスの把握を，まず定量的に行えたことの意義は大きい。

2.4　ま　と　め

市町村合併による影響は仕事量の増大と，仕事の無価値感化というストレッサーとして捉えることが必要であり，公務員の職場においてメンタルヘルスの維持のために，これらの影響に焦点を当てた介入の必要性が示唆された。

第3章

自尊心と対人依存が
ストレス反応に及ぼす影響

3.1 はじめに

　自尊心はメンタルヘルスの分野における最も重要な構成概念の1つである。この分野において自尊心とは，自己またはパーソナリティの主要な属性にまたがる評価の合計として定量化される仮説的構成概念として捉えられている。言い換えると，個人の価値の全体的・感情的な評価である。高い自尊心を有していればいるほど，その人自身からはもちろん，他者の目から彼らを肯定するためのもの，例えば素晴らしい業績や容姿などの外的事実は必要としなくなる。困難な事態においても，自己を責める傾向が減る。そのため，高い自尊心は知覚されたストレッサーが苦痛だという認識に至る可能性を低くし，その結果，その個人の健康は良い方向へと向かうことをも意味している（Crocker, Brook, Niiya, & Villacorta, 2006; Dolan, 2007）。理論上は，自尊心はその人の子どもの頃の有能感や適性の認知的評価を反映している構成概念であり（Varni, Setoguchi, Rubenfeld, & Talbot, 1991），言い換えると，自尊心はパーソナリティ特性の1つであると言える。

　これまでの研究で，ストレスプロセスにおいて自尊心は，鬱症状と関連があることが立証されている（Brown, Andrews, Harris, Adler, & Bridge, 1986;

Druley & Townsend, 1998; Kessler & McRae, 1982; Perlin, Liberman, Menaghan, & Mullan, 1981; Vrasti, Enasescu, Poelinca, & Apostol, 1988)。特性としての高い自尊心をもっているのであれば，ストレスフルな状況もポジティブに捉えて鬱症状は軽減するであろうし，その逆も然りである（Rosenberg, 1962）。また，高い自尊心は日常的にポジティブな情動を伴い，低い自尊心はネガティブな情動を伴うため（Lynum, Wilberg, & Karterud, 2008），低い自尊心は臨床上，鬱の顕現の１つであり，長期的には気分障害の危険要因にもなりうる（Scmitz, Kugler, & Rollnik, 2003）。

　対人依存性もまた鬱と密接に関連があることが立証されている心理的構成概念である（Chodoff, 1972; Nuns & Loas,2005; Sanathara, Gardner, Prescott, & Kendler, 2003）。対人依存性は，他者との親密な関係を維持したり，サポートを求めたりする願望から生じる思考，信念，感情，行動として定義される（Bornstein, Ng, Gallagher, Kloss, & Regier, 2005; Hirshfeld, Klerman, Chodff, Korchin, & Barrett, 1976）。対人依存性と鬱のつながりを説明するものとして，脆弱性モデル（vulnerability model）・傷口モデル（scar model）・状態モデル（state model）の３つのモデルが提唱されている（Bornstein et al., 2005; Sanathara, Gardner, Prescott, & Kendler, 2003）。脆弱性モデルでは，高い対人依存性が鬱を惹起する働きをもつものとして依存性を捉える。傷口モデルでは，鬱の経験が残った傷口のようにその個人を変えてしまう，あるいは損ねてしまうため長期化する対人依存性の増大を生みだすと仮定されている。このモデルでは鬱と対人依存性の働きが脆弱性モデルと逆のメカニズムをもつものとして捉えられる。状態モデルでは対人依存レベルは直接現在の鬱気分によって影響を受ける相互作用的状態で捉えられるものと提唱されている。それぞれのモデルを支持する研究が報告されているが（Sanathana et al., 2003; Turner & Andrewes, 2010），結論の一致はいまだみていない。また，研究の中では対人依存性は特定の尺度によって１つの変数として測定されるが，同一の尺度であっても状態変数（state）として扱われることもあれば特性変数（trait）と

第3章　自尊心と対人依存がストレス反応に及ぼす影響　51

して扱われることもあるため，測定における可変性については議論がある（Shahar, 2008）。

　鬱もさまざまな尺度によって測定される精神状態である。パーソナリティ検査で測定する鬱は特性としての鬱であり，精神症状だけでなく身体症状などさまざまな病気に影響を与えている　要因として扱われる（Vossen, Os, Hermens, & Lousberg, 2006）。さらには鬱的パーソナリティという一群がいることの報告もある（Chodoff, 1972）。一方，鬱は状態として測定される場合もある（Addolorato, Mirijello, D'Angelo, Leggio, Ferrulli, Abenavoli, Vonghia et al., 2008）。抑鬱的なパーソナリティの者がストレスフルな状況において，抑鬱的なパーソナリティではない者と比べて高い抑鬱状態を示すことは想像に難くない。さらに，鬱的パーソナリティであるかないかにかかわらず，一時的に抑鬱的になっていたり，鬱症状が高まったりしている場合もある。それゆえ，同じレベルの鬱症状を呈していたとしても，そこにはいくつかのパタンがあると考えられる。例えば高い鬱特性と低い鬱状態，低い鬱特性と高い鬱状態，あるいは両方とも中程度の特性と状態などはすべて同じレベルの鬱症状を示すであろう。

　このように，変数に含まれる特性としての要素と，状態としての要素を明確に区別されないことこそが，研究間でみられる作用機序の食い違いである可能性がある。そこで本研究では，対人依存性と鬱が観測変数として測定される場合，その状態得点には特性の要素と余剰変数の要素が含まれていると仮定した。さらに特性対人依存性と鬱はパーソナリティの一部であると考えているため，それぞれの観測変数の上位因子として仮定した。その上で共分散構造分析を用いて，自尊心，対人依存性，そして鬱の関係を確認した。しかしながら，自尊心が特性としての対人依存性と鬱，あるいは状態としての対人依存性と鬱のどちらに影響を及ぼしているのかを明示したモデルによる研究はまだない。そのため，本研究では特性変数を設定しないモデルと設定した独自のモデルの解析を行う。それらの結果の比較によって，対人依存性

52

と鬱の特性と状態とを識別し，自尊心との関係を明らかにすることをねらい
とする。

3.2　方　　法

対象

　本サンプルは年齢層が19歳から60歳までの２つの職場の労働者から構成さ
れている。１つめの職場は地方公務員で，もう１つは乳製品製造業会社であ
る。質問紙は地方公務員の集団へは645人を対象に2007年１月と３月に配布
（間隔は10週間）され，それぞれ577名分と526名分が回収された。全ての質問
に回答し２回の調査両方ともに漏れなく回答がなされた有効回答数は329組
であった。片方の調査用紙のみの回答，そして回答漏れのあった調査用紙は
非有効回答として扱った。同様に，乳製品製造業会社に勤務する労働者に
2008年１月と４月に294名を対象に質問紙が配布され（間隔は10週間），それ
ぞれ190名分と160名分が回収された。有効回答数は合計137組であった。回
答は職場でそれぞれの労働者が自分で記入した。２集団から得られた最終的
な合計有効回答数は466組であり，男女比は男性307名（65.9％），女性159名
（34.0％）であった。平均年齢は41.5歳（*SD*=10.6）であった。年齢に関する性
差はみられなかった。また，39名（8.5％）が管理職，306名（65.7％）が非管
理職，121名（26.0％）が無回答であった。無回答の数が比較的多かったため，
職業上の立場における検証は行わなかった。また，職場間における各変数の
差はなかった。

使用尺度

　ストレッサー：Karasek's（1979）の JD-C モデルに基づいて Steptoe ら
（1999）が162人の教師をサンプルに開発した Job Strain Questionnaire（JSQ）
を使用した（Steptoe, Cropley, & Joekes, 1999）。JSQ は15項目からなる，1= と

てもあてはまる，から4= とてもあてはまらない，までの４件法で回答する尺度である。これらの15項目は４つの下位尺度に分類される。１つ目が３項目で構成される仕事要求（項目例；私に与えられた仕事は猛烈なペースだ），２つ目が３項目で構成される仕事コントロール（項目例；私は自分の仕事で何をするかを決める自由がある），３つ目が４項目で構成されるスキルの活用（項目例；私の仕事には新しいことを学ぶ部分がある），そして４つ目が５項目からなるソーシャルサポート（項目例；私と上司との関係は良好である）。本研究では，仕事負荷量の評価として，仕事要求，仕事コントロール，そしてスキルの活用の３下位尺度を使用した。

この尺度による仕事負荷量の算出は Steptoe ら（1999）の提案で以下のような計算式を用いる。

仕事負荷量指数 = 仕事要求 /［(仕事コントロール + スキルの活用)/2］× 10

自尊心：対象者には Self-esteem Scale（SES; Rosenberg, 1965）に評定を求めた。SES は広範囲に及ぶ自分自身に対する敬意を測定する妥当性が立証されている尺度である。SES は10項目４件法の尺度であり，4= とてもあてはまる，から1= とてもあてはまらない，までで評定する。項目例には「色々な良い素質をもっている」，「物事を人並みにはうまくやれる」などがある。本研究で用いた日本語版は，5= あてはまる，から1= あてはまらない，までの５件法に修正されている（Yamamoto, Matsui, & Yamanari, 1982）。クロンバックのアルファ係数は .82であった。

対人依存性：The Interpersonal Dependency Inventory（IDI; Hirschfeld, Klerman, Gough, Barrett, Korchin, & Chodff, 1977）が，それぞれの対象者の対人依存の程度を測定するために用いられた。この尺度は，依存性の以下の３つの側面が合計されるように設計された23項目からなる尺度である：他者への情緒的依存・社会的な自信の欠如・自律的な自己主張の困難。IDI 得点はこ

54

れら3つの傾向を合計するものであり，それぞれの項目は1点のそうでない，から4点の非常にそうである，までの4件法で評定する。得点が高いほどこの領域における問題が多いことを示す。本研究で用いたIDIはMcDonald-Scott（1988）の邦訳版である。クロンバックのアルファ係数は.79であった。

鬱：The Hopkins Symptom Checklist（HSCL; Derogatis, Lipman, Rickels, Uhlenhuth, & Covi, 1974）の下位尺度のうち，13項目からなる鬱下位尺度を使用した（$\alpha = .86$）。得点が上がるほど深刻な鬱症状を呈していることを意味する。本研究では日本語版のチェックリストを使用した（Nakano & Kitamura, 2001）。

統計解析

　統計解析は2段階の手順で行われた。最初に，本研究で使用された全ての変数の相関を検証し，それぞれの変数が状態変数として扱われる従来の理論に基づいて作成したパスモデル（状態モデル：State model）を解析した（図3.1）。次に，対人依存性と鬱の観測変数データには特性と余剰要素からなるものと仮定したパスモデル（特性−状態モデル：Trait-State model）を解析した。本研究における「特性（trait）」とはライフイベントや環境的因子によって変動することが起こりにくいパーソナリティの要素の1つ，つまり安定した気質と捉えられる。一方余剰変数は，内的・外的な出来事によって変化しうる状態として捉えている。観測される状態というものはこの特性と余剰変数とからなる。このモデルの解析ではSEMの中にtime 1（T1）対人依存生とT1鬱を特性と余剰変数とからなるよう構成した。さらに，対人依存生と鬱は高い相関があるため（Chodoff, 1972; Nuns et al., 2005; Sanathara et al., 2003），特性対人依存性と特性鬱の上位に潜在変数「自我の脆弱性（Ego-vulnerability）」を設定した。このモデルではまた，自尊心をT1対人依存性，T1鬱，T1仕事上のストレッサーに加え，自我の脆弱性も予測するものとして設定した。また，T1対人依存性，T1鬱，T1仕事上のストレッサーはそれ

ぞれの time 2 （T2） を説明するという仮説的構造を設定した。それぞれの測定時点の仕事上のストレッサーはその時点での対人依存性と鬱を予測するだけでなく，次の測定時点での対人依存性と鬱をも予測するものとして仮定した（図3.3）。

　モデルの適合度についてはカイ二乗値（CMIN），goodness-of-fit index（GFI），adjusted goodness-of-fit index（AGFI），comparative fit index（CFI），そして root mean square error of approximation（RMSEA）を使用して評価された。標準的な評価基準によると，望ましい適合度は，CMIN/df<2，GFI>0.95，AGFI>0.85，CFI>0.95，そして RMSEA<0.08となっている（Schermelleh-Engel, Moosbrugger, & Müller, 2003）。Akaike 情報基準（Akaike Information Criterion; AIC）はモデル間の比較のために使用した。AICの値がモデル間で2ポイント以上低いモデルはそうでないモデルよりも優れていると判断される。全ての統計解析は Statistical Package for Social Science（SPSS）16.0と AMOS 7.0を使用して行われた。

3.3　結　　果

2変量統計

　全ての変数において有意な相関があった（表3.1）。これまでの研究で確かめられてきた理論の通り自尊心は他の全ての変数と強い負の相関があった。加えて，自尊心 T1，対人依存性 T1，鬱 T1，そして鬱 T2には性差があった。男性は女性と比べて高い自尊心得点を示しており $[t(464)=3.011, p=.003]$，そして対人依存性 T1 $[t(464)=-2.178, p=.030]$，鬱 T1 $[t(464)=-3.264, p=.001]$，そして鬱 T2 $[t(464)=-3.214, p=.001]$ の得点がそれぞれ男性の方が女性よりも低い結果となった。この相関分析の結果を考慮し，全ての結果の考察は注意深く行わなければならないことが示唆された。

表3.1 使用尺度得点のピアソン相関係数・平均値・標準偏差

	1	2	3	4	5	6	7
1 自尊心	—						
2 対人依存性 time 1	-.447***	—					
3 対人依存性 time 2	-.376***	.723***	—				
4 ストレッサー time 1	-.200***	.214***	.176***	—			
5 ストレッサー time 2	-.157**	.208***	.174***	.637***	—		
6 鬱 time 1	-.514***	.550***	.483***	.317***	.287***	—	
7 鬱 time 2	-.474***	.505***	.570***	.268***	.340***	.751***	—
平均値	32.4	43.1	44.1	7.8	7.9	21.9	22.1
標準偏差	4.2	7.6	8.5	2.2	2.1	6.1	6.2

** $p < .01$, *** $p < .001$.

構造方程式モデル (Structural equation model; SEM)

自尊心とその他の変数との関連を検証するため、仮説的構造方程式モデル (State model) が相関分析の結果に基づいて作成された。このモデルでは、自尊心から対人依存性, ストレッサー, そして鬱のT1とT2に向けて指向性経路 (directional path) が引かれた。また、ストレッサーから対人依存性と鬱に向けても指向性経路が引かれた。さらに、対人依存性のT1とT2にも指向性経路が引かれ、同様に、鬱のT1とT2にも指向性経路が引かれた (図3.1)。

状態モデルの解析結果は図3.2に示してある。自尊心はT1の対人依存性と

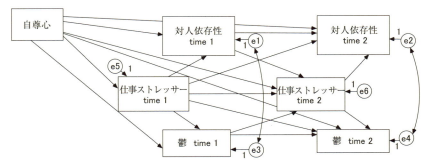

図3.1 仮説的パスモデル (状態モデル; State model)

T1の鬱，そしてT1のストレッサーを強く説明していた（p<.01）。さらに，対人依存性と鬱，それぞれのT1からT2に引かれた指向性経路も同様に有意なパスとなっていた。ストレッサーT1は，ストレッサーT2，対人依存性T1，鬱T1，そして鬱T2を説明しており，ストレッサーT2から鬱T2のパス係数も有意であった（p<.01）。有意なパスは太い線で描かれており，残りの有意ではないパスは細い線で描かれている（図3.2）。なお有意でないパスのパス係数の表示は省略した。

GFI，AGFI，そしてCFIの値はこのモデル図が比較的良いということを示している（表3.2）。しかしながらRMSEAはよい数値が得られなかった（RMSEA=.127）。さらに，このモデルには矛盾点がある。それは，パーソナリティ特性のひとつとして定義される自尊心がT1の対人依存性と鬱を説明することができていたものの（パス係数はそれぞれ-.42, -.47），T2の対人依存性と鬱を説明することができていないという点である（パス係数はそれぞれ-.08, -.09）。理論的な観点からみると，パーソナリティ特性の予測力は測定時点に関わらず一定しているべきである。さらに，対人依存性と鬱のT1とT2の相関はそれぞれ相当に高い（それぞれ.723, .751）。これらを考慮して，対人依存性と鬱それぞれの観測変数の上位に，特性としての対人依存性，鬱の

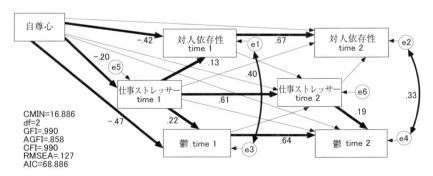

注　太線で引かれたパスは有意であり，有意ではなかったパスのパス係数の表示はしていない。
図3.2　状態モデル（State model）解析結果

潜在変数を設定してさらに解析を行った。また、対人依存特性と鬱特性の相関も極めて高いため、それらの上位にも自我の脆弱性（Ego vulnerability）と名前を付けた潜在変数を設定して解析した（図3.3 特性－状態モデル；Trait-State model）。

　特性－状態モデル（Trait-State model）の解析結果（図3.4）では、状態モデル（State model）と比べ、いくつかの指向性経路の値が異なる結果となった。自尊心から自我の脆弱性とストレッサーに引かれた指向性経路が有意なパスとなり（$p<.01$），自我の脆弱性は対人依存特性と鬱特性を説明していた（$p<.01$）。対人依存性特性はT1とT2の対人依存性を説明しており，同様に，鬱特性はT1とT2の鬱を説明していた。ストレッサーT1は，対人依存性T1，鬱T1，そしてストレッサーT2を有意に説明していた（$p<.01$）。ストレッサーT2は鬱T2を説明していたが，対人依存性T2は説明していなかった。対人依存性T1から対人依存性T2に引かれたパスと鬱T1から鬱T2に引かれ

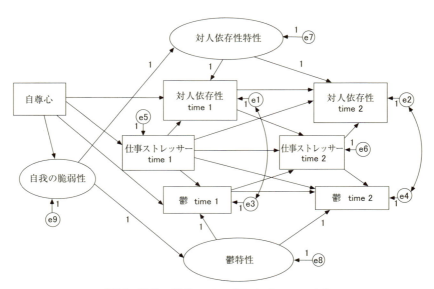

図3.3　特性－状態モデル（Trait-State model）

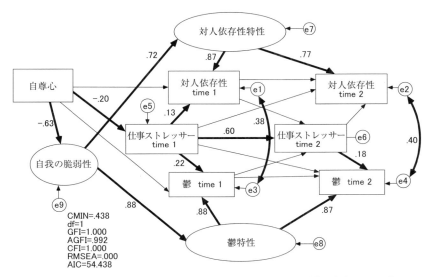

注　太線で引かれたパスは有意であり，有意ではなかったパスのパス係数の表示はしていない。
図3.4　特性－状態モデル（Trait-State model）解析結果

表3.2　モデル適合度結果

モデル	χ^2	df	GFI	AGFI	CFI	RMSEA	AIC
状態モデル	16.886	2	.990	.858	.990	.127	68.886
状態－特性モデル	.438	1	1.000	.992	1.000	.000	54.438

たパスという2つの指向性経路には，このモデルでは有意な因果関係が見られなかった。特性ありモデルの適合度は，最初の状態モデルよりもよく，RMSEAについてもよい数値の基準を満たしていた（RMSEA= .000）（表3.2）。

3.4　考　　察

　本研究は労働者サンプルを用いて自尊心，対人依存性，鬱，そして職業ス

トレッサーの関係を検証した。先行研究と同様，本研究でも高い自尊心が対人依存性と鬱を低いレベルに導いていることが確認されたほか，職業ストレッサーは直後の鬱に影響していることが確認された（Druley & Townsend, 1998; Krause, 1987; Pearlin, Menaghan, Lieberman, & Mullan, 1981）。しかしながら，状態モデルでは T2対人依存生と鬱は，それぞれの T1によってほとんどが説明されているという結果であった。自尊心は T1対人依存性と鬱を説明していたが，T2の対人依存性と鬱は説明できていなかった。この結果は，自尊心などのパーソナリティ特性がある時点の（対人依存性と鬱など）精神状態を説明していたならば，他の時点での状態も説明しうるであろうという見解と矛盾する。このことより，対人依存性や鬱といった精神状態は，時間経過にかかわらず安定している要素（trait）と内的・外的刺激によって一時的に変化する要素（surplus）からなるという仮説が導き出された。対人依存性と鬱それぞれの2時点間の相関の大部分は特性の影響によるものであろう。また，対人依存性と鬱の有意な相関は，それぞれの特性が共有している構成概念によって説明されるものであり，一方，対人依存性と鬱の余剰要素は測定時点における仕事上のストレッサーの影響によって説明されるであろうと仮定した。これらの仮説は特性－状態モデルにおいて部分的に証明された。このことから，対人依存性と鬱との関連のリスクファクターを探索しようとする場合には，それぞれの特性と状態とを区別できるように設定した研究デザインを用いるべきであるということを提案したい。

　対人依存性と鬱の間の相関係数に基づいて，本研究ではそれぞれに影響する共通要因として「自我の脆弱性（Ego vulnerability）」と名前を付けた潜在変数を設定した。特性－状態モデルにおいて，自尊心が対人依存性と鬱の余剰変数を，直接的にではなく自我の脆弱性の影響を通して説明していることが示された。状態モデルにおいて認められたこの自尊心と対人依存性・鬱の相関はこの自我の脆弱性の影響により大部分が説明されていたのであり，言い換えると自我の脆弱性が対人依存性と鬱を説明していたのである。この結

第3章　自尊心と対人依存がストレス反応に及ぼす影響　61

果からメンタルヘルスの維持において高い自尊心をもつということは，一時
的な健康回復や改善のためということではなく，長期的な健康の維持のため
に重要であるという理解ができよう（Tsai, Wong, Tsai, & Ku, 2008）。もちろん
自我機能は相互作用的に心理的症状に作用するものであるため，自尊心が全
く変動することはないだろう。自尊心そのものの向上をねらった働きかけも
検討していく意義は大きいといえる（Shahar, Gallagher, Blatt, Kuperminc, &
Leadbeater, 2004）。

　さらに，自尊心はストレッサーを緩和する作用が認められた。言い換える
と，自尊心の高い人々はストレッサーを低く捉え，自尊心が低い人々はスト
レッサーを高く捉える傾向があるといえる。つまりこの結果からは2つの可
能性が導かれる。1つは，自尊心が高い人は彼らの状況をポジティブに捉え
る傾向があるというものであり，もう1つは，自尊心が低ければ低いほど，
より多くのネガティブライフイベントを経験することになるというものであ
る。本研究で使用されたストレッサー尺度の項目は，労働者個々人の労働環
境の認知を測定するように構成されている。それゆえ特性としての自尊心は
少なくとも前者の可能性は支持しているといえるが，後者との関係について
は，自尊心との関連を検証する今後の研究が必要であろう。

　T1とT2のストレッサーはT1鬱とT2鬱をそれぞれ説明していた。この場
合，理論的観点からみると，ストレッサーは状態の鬱を説明していると考え
られる。それゆえ，ストレッサーを管理することは一部の人々にとって彼ら
の健康を維持するうえでは大切なこととなろう。しかしながら，もしストレ
スマネジメント方略がうまく作用しない場合には，そこには特性としての鬱
の核心的問題が存在している可能性があることに注目しなければならないと
言えよう。

　対人依存性と鬱の関係は，今回のモデルでは相互作用の関係，つまり状態
モデル（state model）が確かめられたといえるが，脆弱性モデル（vulnerabili-
ty model）や，傷口モデル（scar model）が否定されたわけではない。この点

については，直接のパスを引いたモデルの検証をしていく必要がある。

本研究では，これまでの研究と同様に，自尊心・対人依存性・鬱の変数において男女差が見られた（Veilel, 1996）。依存性に関して Bornstein ら（2005）は，文化的な役割のために潜在的（implicit）な依存性は男性の方が女性よりも高くなると解釈した。本研究は労働者サンプルを用いて職場内で実施された調査である。日本の職場社会においては近年女性の社会的進出が目覚ましいとはいえ，多くの職場はやはり男性が多数派である。そのような状況においては，社会的望ましさ（social desirability）が影響することは大いに考えられる。すなわち，男性は自信をもち，他者に過度に依存せず，明るく働くべきだという社会的な期待が本研究のデータによって表れた可能性も考えられる。この社会的望ましさの影響の有無を検証するために，例えば被験者と親密な関係にある人物との面談など，自記式質問紙以外の手法を用いてこれらの変数を測定した研究が今後必要であろう。

結果は総じて職場におけるストレスマネジメントに重要な点を指摘している。今日の仕事状況においては相当な可視的ストレッサーが存在しているが，その外的なストレッサーのみを処理するだけではなく，自尊心や自我の脆弱性といった内的な問題も理解していく必要性がある。適切な仕事量の調整は労働者の心身の健康にとって大きな助けとなるだろうが（Dolan, 2007），その調整は同時に，労働者の達成感にもつながりうる。適切な仕事量をしっかりとこなすという体験の蓄積は自尊心を強化することになろう。自尊心を維持することはまた，過度な対人依存性を軽減することにもつながるはずである（Hirschfeld, Klerman, Chodoff, Korchin, & Barrett, 1976）。

本研究において独自のパス図の提唱と，その解析結果から臨床的示唆が得られた。しかしながらいくつかの限界があることに言及したい。1つはストレッサーと鬱は同時点で測定したため，ストレス理論に基づき，モデル図ではストレッサーから鬱へと因果経路が引かれたが，ストレッサーから鬱への因果経路は逆の場合もありうる可能性を否定することはできない点である。

2つ目は，調査は全て自記式質問紙を用いたことである。自記式質問紙による調査においては，社会的望ましさを反映する可能性が常にある。自記式質問紙調査において社会的望ましさを完全に排除することは難しいため，結果の解釈はその限界を踏まえた上でなされなければならないであろう。3つ目は，仕事上のストレッサーを構成する下位因子である Skill Utilization の内的整合性の数値が比較的低かった点である。Skill Utilization を構成する項目は，仕事に対するやりがいの程度を測定するよう設定されている。それゆえ，内的整合性が低いということは仕事の価値観が個々人によってその幅は大きいということは少なくともいえるのであろうが，この点については今後の研究による検討が必要であろう。最後に，本研究のモデルは労働者サンプルを用いて検討したが，結果の一般化のためには臨床サンプルによる検証も必要であろう。

　結論として，対人依存性と鬱の特性と状態を識別するために，特性要素として潜在変数を設定することは統計学上も臨床適用上も有用であるということが明らかとなった。

第4章

ソーシャルサポートと自己観
(Self-Construal)

4.1　は じ め に

自己観（self-construal）とストレス

　職場のストレスは，仕事の内容，職場の枠組みや雰囲気に適応する過程で発生する。そして，しばしば職場内での自分の立場の認識から引き起こされる（Kahn & French, 1962）。職場内での立場の理解，すなわち自己の認識を確かめる視点は，役職や部署あるいは職場内の対人関係パタンなどさまざまなものがあるが，自己の認知を行う際の視点のひとつに他者との分離・連結という次元から捉えるものがある。これを表す構成概念を自己観（self-construal）といい，「相互独立的自己観（independent self construal）」と「相互協調的自己観（interdependent self construal）」の2つのスタイルがある（Markus & Kitayama, 1991）。前者は，自己を他から切り離されたものと捉え，かつ自己の中の誇るべき属性を見出し表現していく主体と見る自己認識をいう。相互独立的自己観は西洋文化において典型的であり，独立した考えや生き方を持ち，それを表現することが文化的に認められた人間像であると言われている。後者は，自己を他の人々と根本的に結びついていると理解する自己認識のあり方であり，かつ特定の他者との協調的でもちつもたれつの関係

を維持し実現させていく主体とみる認識である。それゆえ，相互協調的自己観による自己の定義は，その人をとりまく状況や他者によって異なる。また，自らを意味のある社会関係の重要な一部分として認識し，周囲の人にもそれを認識されることで獲得されるとされ，相互協調的自己観の強い人は集団目標と協調的な行動に関心が高く，対人関係の維持が主要な目標でありそれは個人の成功よりも重視される。この自己観は日本を含むアジア文化に共通のものであると考えられている。このように自己観のあり方は，認知をはじめ動機づけや行動の結果にも影響する（Moss, Novatsis, & Kijiowska, 2010; Vohs, & Heatherton, 2001; Banaji, & Prentice, 1994）。

　相互独立的自己観と相互協調的自己観は個人内に共存するものであるが（Baaren, Maddux, Chartrand, Bouter, & Knippenberg, 2003; Singelis, 1994），２つの自己観の優先のさせ方，相対的な優位性は個人においてある程度一貫したもので，その人を特徴づけるものである（Cross, Bacon, & Morris, 2000; Kiuchi, 1997）。例えば相互独立的自己観傾向の強い人は直接的対処方略を選択する傾向があり，その結果ストレスの低減につながることが多く，逆に相互協調的自己観の傾向の強い人は直接的対処方略を選択することが少ないため，ストレスがより増大する傾向がある（Cross, 1995）。また，その人の相互独立的または相互協調的傾向に反することを要求する状況，例えば相互独立的自己観の強い人が他者に合わせることを強いられたり，相互協調的自己観の強い人がその人独自の判断を求められたりするような場面において，人は強い葛藤やストレスを感じる（Kiuchi, 1997）。さらに，相互協調的自己観の傾向の強い人は，競争的状況や環境では不適応（misfit）を起こすこともある（Cross, 2001）。

　本研究では，自己観は一貫したパーソナリティの特性であるという理論にもとづき，自己観のあり方が精神的健康に影響を及ぼすであろうと仮定している。自己観が将来の精神症状アウトカムを予測することを検証するため，精神症状をアウトカムに設定した縦断研究デザインで解析する。

自己観とソーシャルサポート

　職場のストレスを検討するときの重要な概念の一つに，ストレス状況下で周囲の人々から与えられる心理的支援やその他の支援をさす「ソーシャルサポート（social support）」がある。ソーシャルサポートという言葉で示される概念内容は多様であり，それぞれの測定方法も異なるが，その測定方法や測定内容から大きく2つに分けられる。1つは，個人がもつ社会的関係がどのようなものであるかという視点に立ってサポートを捉える「構造的サポート（structural support）」であり，もう1つが個人が周囲から受けるサポート内容に焦点を当てた「機能的サポート（functional support）」である（Wills & Filer, 2001）。どちらのサポートもそれぞれ独自のメカニズムで健康に良い影響を与えると考えられている（Cohen, 2004; Cohen, Gottlieb, & Underwood, 2000; Rodriguez & Cohen, 1998）。ただ，構造的サポートは個人を取り巻く社会的関係を大枠で捉えるものであり，本研究では，職場という限局した場面をみていくため機能的サポートに焦点を当てる。

　機能的サポートにはいくつかの下位概念がある。そのうち必要な場面でサポートが受けられるだろうという認識を指す「期待されたサポート（perceived support）」を測定した場合には，ストレスの緩衝効果（buffer effect）が認められることが明らかになっている（Cohen & Wills, 1985）。期待されたサポートはその人のストレッサーの認知評価に影響をあたえ，ストレス状況が深刻である事態の場合にサポートが効果を示すと仮定されている（Cohen, 2004; Hurrell & McLaney, 1988）。また，その後の研究により，期待されたサポートは心理的ストレス反応だけでなく，身体症状や死亡率に対しても緩衝効果を示す場合があることが証明されている（Rosengren, Orth-Gomer, Wedel, & Wilhelmsen, 1993）。

　ソーシャルサポートは対人関係から発生するわけであるが，相互協調的・独立的自己観傾向は対人関係に関する物事を解釈し行動を起こす際に役割を果たすため（Kemmelmeier & Oyserman, 2001; Markus & Kitayama, 1991），ソー

シャルサポートと自己観とは密接に関連している。Cross（2001）は自己観と状況との葛藤から発生した心理的苦痛（distress）を，ソーシャルサポートが軽減することを明らかにした。Takizawa ら（2006）は，ソーシャルサポートを受けることにより鬱症状が低減するだけでなく，ソーシャルサポートを提供することにより鬱症状が低減する一群を報告している（Takizawa, Kondo, Sakihara, Ariizumi, Watanabe, & Oyama, 2006）。これは，相互協調的自己観の強い人の特徴の一つとして述べられている，他者をオープンに捉える傾向や他者との関係性をポジティブに捉える傾向（Cross, Bacon, & Morris, 2000; Morry & Kito, 2009）との関連が推察される。ところが一方で，ソーシャルサポートの影響を統制しても自己観のあり方が心理的苦痛に寄与しているという報告もある（Shi & Katsurada, 2010）。ただこれは育児ストレスの研究で，育児中の母親を対象に行われた研究であり，この結果が労働者の仕事場という状況においても当てはまるかという点については検証の必要がある。

日本の職場の文化と自己観

　日本を含む東洋文化は相互協調的自己観の傾向が強いという指摘がある（Markus & Kitayama, 1994）が，一方で，社会の性質に関わらず，相互独立的自己観がポジティブなメンタルヘルスのアウトカムに関連することも指摘されている（Cross, 2001; Lam, 2005）。それでもやはり日本の職場においては，個人のパフォーマンスよりも集団の雰囲気や職場内の同調性，または人間関係を重視することが少なくない（Konishi, Yahiro, Nakajima, & Ono, 2009）。その意味では相互協調的自己観が精神衛生を保つ上で重要であると言えるが，その場合，日本の職場での相互独立的自己観はどのように良いアウトカムへとつながるのかという点が不明であり，このことを検証した研究もまだない。自己観のあり方は文化の影響を受けるのであり，文化の影響を受ける職場の雰囲気と自己観は関連があるだろう。言い換えると，相互独立的自己観と職場の雰囲気との適合（fit）が良ければストレス反応が軽減されるのではない

第4章　ソーシャルサポートと自己観（Self-Construal）　69

だろうか。この仮説を踏まえ，本研究では，職場の良好な雰囲気を指すソーシャルサポートの1つである期待されたサポート（perceived support）の影響と自己観のあり方が精神症状アウトカムにどのように影響しているか検証する。本研究では以下の仮説を設定した。

仮説1. 相互独立的自己観と高いソーシャルサポートが将来の低い不安，鬱症状を予測する。

仮説2. 相互独立的自己観と低いソーシャルサポートが将来の不安，鬱症状の軽減を予測しない。

4.2　方　　法

対象

　職業的ストレスとメンタルヘルスに関する研究の一環として，地方公務員と製造業の職場において19歳から60歳までのそれぞれ645名と294名を対象に，2回にわたる前方視的アンケート調査を実施した。質問紙は地方公務員の集団には2007年1月と3月（間隔は10週間）に配布され，645人のうち，1月配布分は577名分が回収（回収率89.5%）され，3月配布分は526名分が回収（回収率81.6%）された。2回の調査の両方において全ての回答がなされた有効回答用紙は，合計382組であった。同様に，製造業の集団についても2008年1月と4月（間隔は10週間）の2回質問紙が294人に配布された。1月の配布分の回収は190名分（回収率64.6%）で，4月の回収分は160名（回収率54.4%）であった。有効回答用紙は合計150組であったため，本研究で使用した有効回答用紙は合計532組（男性 =342, 女性 =190）であった。2つの職場において全ての変数に有意な差はなかった。

使用尺度

　相互独立－協調的自己観：Kiuchi（1995）が開発した Scale for Indepen-

dent and Interdependent construal of the self（SII）を使用した。SII は16
項目から構成される尺度で，それぞれの項目には A と B2つの文章が提示さ
れている。それぞれの項目について，A にぴったりとあてはまるに４点，
どちらかといえば A に３点，どちらかといえば B に２点，B にぴったりと
あてはまるに１点を与える４件法である。A の文章が相互協調的自己観を
表したもの（項目例：どのようにしたらまわりの人から期待された役割を果たせるか
を第１に考える）であり，B が相互独立的自己観を表したもの（項目例：どのよ
うにしたら自分の能力を生かせるかを第１に考える）である。得点が高いほど相
互協調的自己観が強いことを意味する。本研究では得点を反転させ，得点が
高いほど相互独立的自己観が強いことを示すようにした。本研究のサンプル
によるクロンバックのアルファ係数は.80であった。

ソーシャルサポート：ソーシャルサポートは Job Strain Questionnaire
（JSQ; Steptoe, Cropley & Joekes, 1999）の下位尺度であるソーシャルサポート
尺度を使用した。これは５項目４件法の尺度であり，「私と上司との関係は
良好である」，「職場の雰囲気に満足している」といった機能的サポートのう
ち期待されたサポート（Barrera, Sandler, & Ramsay, 1981; Cohen et al., 2000）を
測定する項目からなる。

不安と鬱：不安と鬱症状は the Hopkins Symptom Checklist（HSCL;
Derogatis, Lipman, Rickels, Uhlenhuth, & Covi, 1974）の下位尺度である８項目か
らなる不安尺度と，13項目からなる鬱尺度によって測定された。不安尺度の
項目は「心臓の鼓動を激しく感じる」，「ちょっとしたことにもびくびくす
る」，鬱尺度は「将来に希望が持てない」，「自分を責めることが多い」など
の項目がある。本研究では HSCL 邦訳版を使用した（Nakano & Kitamura,
2001）。また，本サンプルにおけるクロンバックのアルファ係数はそれぞれ
.86と .84であった。

統計解析

　まず，使用した尺度の平均値と標準偏差を求めた後に性差の検証を行った。次に，各尺度間の相関を検証し，理論的枠組みを踏まえパスモデルを作成し共分散構造分析を行った。

　さらに，ソーシャルサポートと自己観との関係について検証をするために，ソーシャルサポートの得点について，ソーシャルサポート高群とソーシャルサポート低群との2群に分け，多母集団同時解析を行った。

　モデルの適合度に関してはカイ二乗値（CMIN），goodness-of-fit index（GFI），adjusted goodness-of-fit index（AGFI），comparative fit index（CFI），そして root mean square error of approximation（RMSEA）を使用して評価した。標準的な評価基準によると，望ましい適合度は，CMIN/df<2，GFI>0.95，AGFI>0.85，CFI>0.95，そして RMSEA<0.08 である（Schermelleh-Engel, Moosbrugger, & Müller, 2003）。Akaike 情報基準（Akaike Information Criterion; AIC）はモデル間の比較のために使用した。AIC の値がモデル間で2ポイント以上低いモデルはそうでないモデルよりも優れていると判断される。

　全ての統計解析は Statistical Package for Social Science（SPSS）16.0と AMOS 7.0を使用して行った。

4.3　結　　果

記述統計と2変量統計解析

　使用した尺度の平均値と標準偏差および男女差の検定結果は表4.1に示している。予想通り，ソーシャルサポートは time 1, 2の不安と鬱とに負の相関があった。SII も time 1, 2の不安と鬱との間に負の相関があった。このことは，相互独立的自己感の傾向が不安症状と鬱症状の軽減に関連があるということである。年齢は SII，ソーシャルサポートにそれぞれ正の相関を示し

72

表4.1　使用変数のピアソンの相関係数・平均値・標準偏差

	1	2	3	4	5	6	7	M	SD
1　性別									
2　年齢	-.061	-						42.4	10.7
3　自己観（SII）	-.183***	.171***	-					35.9	4.8
4　ソーシャルサポート	-.009	.117**	-.001	-	14.5	2.4			
5　不安 time 1	.102*	-.026	-.270***	-.240***	-	12.3		4.0	
6　不安 time 2	.118**	-.081	-.241***	-.185***	.722***	-	12.6	4.1	
7　鬱 time 1	.140**	-.039	-.254***	-.342***	.829***	.631***	-	21.8	6.1
8　鬱 time 2	.161***	-.077	-.268***	-.265***	.661***	.798***	.733***	21.9	6.2

注：SII: Scale for independent and interdependent construal of the self. 性別；男性：1, 女性：2
* $p < .05$, ** $p < .01$, *** $p < .001$

た。女性はこれまでの研究同様，不安得点と鬱得点が男性のそれに比べて高いという結果がみられた（Kawakami, Takeshima, Ono, Ueda, Hata, Nakane et al., 2005; Kitamura, Hirano, Chen, & Hirata, 2004）。

共分散構造分析

　相関分析を行ったのち，理論的枠組みに基づいて，相互独立的自己観のストレス軽減効果の因果関係を検討するために，パス図が作成された。算出されたパス係数の結果は図4.1に示してある。解析の結果，優れたモデル適合度が得られた（CMIN=2.563, GFI= .999, AGFI= .989, CFI=1.000, RMSEA= .000, AIC=66.563）。性別，年齢，ソーシャルサポートから time 2不安，鬱に引かれたパスのパス係数は有意ではなかった。自己観から鬱 time 2のパス係数は有意であった（$p < .05$）が，不安 time 2へのパスは有意ではなかった。また，不安 time1から不安 time 2，鬱 time 1から鬱 time 2に引かれたパスも同様に有意なパス係数を示した。

多母集団同時解析

　ソーシャルサポートの自己観，不安そして鬱との関係について，さらなる検討をするために多母集団同時解析を行った。まず，対象者をソーシャルサ

第4章　ソーシャルサポートと自己観（Self-Construal）　73

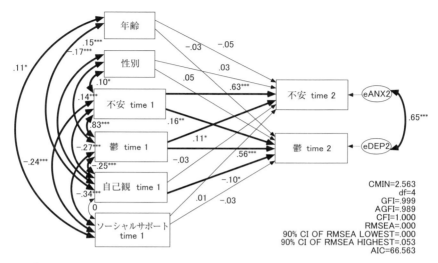

* $p < .05$, ** $p < .01$, *** $p < .001$

図4.1　ソーシャルサポートと自己観モデル図

ポート得点の平均値を境に平均値よりも高いか低いかという基準によってソーシャルサポート高群とソーシャルサポート低群とに分けた。その結果，276名（男性177名，女性99名）がソーシャルサポート高群に，256名（男性165名，女性91名）がソーシャルサポート低群に分けられた。片側分散分析の結果，ソーシャルサポート高群と低群の2群間において不安 time 1，不安 time 2，鬱 time 1，そして鬱 time 2の得点において有意差があった［それぞれ $F(1, 530)=19.025, p < .001, F(1, 530)=13.710, p < .001, F(1, 530)=35.959, p < .001, F(1, 530)=24.877, p < .001$］。2群の各尺度の相関および平均値，標準偏差は表4.2に示している。2群とも男性の方が女性よりも相互独立的自己観得点が高かった。年齢と相互独立的自己観傾向についても正の相関があった。また，ソーシャルサポート低群では，女性の方が男性よりも不安や鬱症状の得点が高いという結果が示された。

　多母集団同時解析の結果，全てのパラメータに制約をしなかったモデルの

表4.2 使用変数のピアソン相関係数・平均値・標準偏差

※対角線上段：ソーシャルサポート高群，対角線下段：ソーシャルサポート低群

	1	2	3	4	5	6	7	M (ss high / ss low)	SD (ss high / ss low)
1 性別	–	-0.029	-.184**	0.031	0.056	0.086	0.086		
2 年齢	-.162**	–	.127*	-0.03	-.133*	0	-0.069	(43.2 / 40.7)	(11.1 / 10.4)
3 自己観（SII）	-.183**	.219***	–	-.176**	-.244**	-.166**	-.209**	(35.9 / 35.9)	(4.6 / 5.0)
4 不安 time 1	.170**	0.018	-.357***	–	.745***	.804***	.622***	(11.5 / 13.0)	(3.5 / 4.4)
5 不安 time 2	.174**	-0.007	-.248***	.695***	–	.659***	.822***	(11.9 / 13.3)	(3.5 / 4.7)
6 鬱 time 1	.200**	-0.019	-.343***	.836***	.591***	–	.718***	(20.3 / 23.4)	(5.4 / 6.5)
7 鬱 time 2	.236***	-0.041	-.330***	.664***	.774***	.719***	–	(20.6 / 23.3)	(5.4 / 6.7)

SII: Scale for independent and interdependent construal of the self. ss: social support. 性別：男性：1，女性：2
* $p< .05$, ** $p< .01$, *** $p< .001$

第 4 章　ソーシャルサポートと自己観（Self-Construal）　75

方が，それぞれのパラメータに制約をしたモデルよりもよい適合度を示した
（それぞれ GFI= .991, AGFI= .917, CFI= .996, RMSEA= .042, AIC=167.267; and GFI=
.965, AGFI= .906, CFI= .979, RMSEA= .049, AIC=175.814）。図4.2と図4.3に制約を
していない方のモデル図を示している。つまり，結果はソーシャルサポート
高群とソーシャルサポート低群間の，同じパス図における構造の異質性を示
唆している。両群間において，不安 time 1から time 2に引かれた因果経路
と鬱 time 1から鬱 time 2に引かれた因果経路は有意なパス係数であったが，
自己観から不安 time 2の因果経路はソーシャルサポート高群でのみ有意な
パス係数を示していた。さらに，ソーシャルサポート高群においては，年齢
から不安 time 2の因果経路もまた有意であった。

4.4　考　　察

　本研究の目的は，自己観とソーシャルサポート，そしてストレス症状とし
ての不安，鬱との関連を検証することであった。相関分析の結果からは，ソ
ーシャルサポートは鬱，不安と負の関係にあり，ソーシャルサポートのスト
レス軽減効果が期待されたが，共分散構造分析の結果を踏まえると，相互独
立的自己観が有意にストレス症状の軽減の要素となり，ソーシャルサポート
の軽減効果はみられなかった。この結果は日本人サンプルによって行われた
Shi, Katsurada（2010）の研究結果と一致する。ただ，多母集団同時解析の
結果からは，この相互独立的自己観のストレス軽減効果はソーシャルサポー
トが高い群にのみ当てはまることが明らかになった。確かに，独立した考え
や意見をもち，それを主張することはその人の仕事を成功に導くために重要
なことである。また，相互独立的自己観が高い人は，人の評価をあまり気に
しないため，人間関係で困難を感じる場面が少ないと言われている（Shi &
Katsurada, 2010）。しかしながら，職場環境においては，景気の浮き沈みや仕
事上の立場による権限の限界など，個人の主張が必ずしも仕事の成功や達成

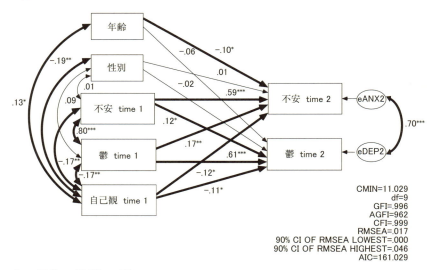

* $p< .05$, ** $p< .01$, *** $p< .001$

図4.2　多母集団同時解析結果：ソーシャルサポート高群

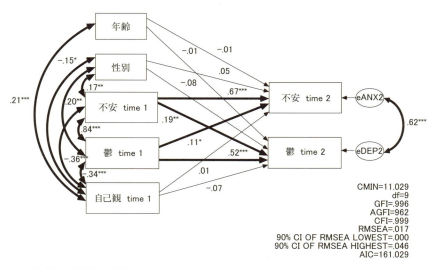

* $p< .05$, ** $p< .01$, *** $p< .001$

図4.3　多母集団同時解析結果：ソーシャルサポート低群

第 4 章　ソーシャルサポートと自己観（Self-Construal）　77

感につながらない事態に直面することも少なくない。そのような場合，その人の仕事が成功に直接つながらなかったとしても，その人の意見や考えを支える雰囲気があることがストレス低減へとつながるのである。また，相互独立的自己観傾向の高い人も個人的な目標達成のためとはいえ他者との関係性を望んではいる（Marcus & Kitayama, 1991）。それゆえ，独立した自分の意見をもって仕事をする労働者に対しては，直接的に援助をする実行されたサポート（enacted support）ではなく，その人の積極性・独立性を認め，支えるタイプである期待されたサポート（perceived support）が効果を発揮するのであろう。このことは職場内の人間関係がメンタルヘルス維持に重要であることを意味しているだけでなく，労働者の仕事のパフォーマンスを向上させる上でも重要であることを示唆している。さまざまな意見や価値観が行き交う職場で，人間関係がよくないことはユニークな意見をもった労働者をつぶしてしまうことになりかねないことを意味するのである。

　ソーシャルサポート高群においては年齢の不安軽減効果の予測，つまり年齢が高くなるほど不安が低くなることが示された。一方，ソーシャルサポート低群においては，年齢による不安低減効果は見られなかった。このことは以下のように解釈することが可能である。新任の労働者は多かれ少なかれ初めて取り組むあらゆる業務に不安を感じるだろう。そして年齢の増大とともに経験を積み，業務にも慣れていく。ただしそれは困ったときに誰かのサポートが得られるという安心感がある場合であり，ソーシャルサポートが低い場合は，経験を積んでも常に「これでよいのだろうか」と不安を感じ続けることになるため，年齢による不安軽減効果が見られないのである。さらにこの点を補完する概念として，関係性の調和（relational coordination）がある。関係性の調和は，職場内の人間関係の良好さを示す概念として Gittel（2009）が提唱したものである。Gittel によると，人間関係の良好さは「良い情報交換」カテゴリーと「良い関係性」カテゴリーからなる。前者は①適度な情報交換の頻度，②適切なタイミングでの情報交換の実施，③正確な情報交換の

実施, ④解決志向の会話の実施からなり, 後者は⑤目標の共有化, ⑥互いの役割の理解, ⑦相互の敬意が満たされていること, からなる。今回の研究では, 期待されたサポートに注目したが, これは関係性の調和のうち, ⑤⑥⑦に関連する要素である。一方実行されたサポート (enacted support) は関係性の調和のうち①②③④に関連する。関係性の調和は良い情報交換と良い関係性が作用することで成立しているならば, 今回の研究で検証しなかった実行されたサポートとの関連があるのかもしれない。良い情報交換も良い関係性も時間をかけて職場に育んでいく状況も多くあるだろう。もちろんこれらの解釈については, 質的研究を用いたさらなる研究によって検証していく必要性があろう。

また, 女性は相対的に相互独立的自己観が低いことが示された。言い換えると相互協調的自己観の傾向が強いということであり, 人の目を気にして相手に合わせる傾向が強いともいえる。日本では, 女性の労働が珍しいことではないものの, 今回のサンプルの男女比をみても, 男性の方が約2倍というように, 女性の数が男性よりも大幅に少ない職場は少なくない。さらに, これまでの研究でも報告されているように (Kawakami, Takeshima, Ono, Ueda, Hata, Nakane et al., 2005; Kitamura, Hirano, Chen, & Hirata, 2004), 男性の方がストレス症状は女性よりも軽い傾向がある。これらは社会的役割や社会的望ましさ (social desirability) によって理解することができる (Barrick & Mount, 1996; Bornstein, Ng, Gallagher, Kloss, & Regier, 2005)。男性労働者の数の割合の高さや, そこから生じる社会的望ましさが影響した今回の変数の男女差も, 一つの日本の職場の特徴と捉えられよう。相互協調的自己観の強い人はネガティブな感情に影響されやすいが, ポジティブな感情に影響を受けることが少ない (Paukert, Pettit, & Amacker, 2008)。ポジティブな働きかけを受け入れにくいということは, ソーシャルサポートを受け入れるという態度にも影響するであろうし, ソーシャルサポートの提供のあり方は検討する必要があると言える。

第4章　ソーシャルサポートと自己観（Self-Construal）　79

　本研究では，日本の職場文化に特有なソーシャルサポートと自己観の興味深い関係が明らかとなったが，いくつかの限界にも言及しておきたい。

　本研究ではソーシャルサポートのうち期待されたサポートのストレス症状低減効果に注目したが，ソーシャルサポートにはさまざまな形態があり，中にはソーシャルサポートが害悪となる状況もある（Taylor, Welch, Kim, & Sherman, 2007）。アジア系民族など相互協調的自己観の傾向が強い人にとって，直接的で露骨なソーシャルサポートは効果がないが，間接的なソーシャルサポートにはストレス低減効果があることが分かっている。ソーシャルサポートの種類と自己観のマッチングについても今後の研究によって明らかにしていかねばならない。

　さらに，Cross（1995）の結果にもあるように，対処行動との関連も職業性ストレス研究においては重要であり，自己観とソーシャルサポートの相互作用に，対処行動を含めた研究も今後必要であろう。

　結論として，本研究では自己観とソーシャルサポートはその相互作用によりストレス症状に影響するということを明らかにした。高いソーシャルサポートと独立的自己観傾向によってストレス低減効果が期待され，メンタルヘルスを保つことにつながるということが示された。このことは言い換えると，現代の日本の職場環境というものは，これまで西洋文化に特徴的であった相互独立的自己観と，アジア文化において重視される協調性としてのソーシャルサポートの両方が必要とされている状況だということである。

第5章

対処行動とストレス

5.1　はじめに

　ネガティブな出来事に対する対処行動をコーピングという。コーピング方略がネガティブな出来事に対してうまく作用すればストレス反応は軽減されるが，直面した困難な場面にコーピングがうまく作用しない場合ストレス反応は増大する（Lazarus & Folkman, 1984）。コーピングスタイルとメンタルヘルスの関係はこの30年間に莫大な数の研究がなされてきた（Coper & Dewe, 2004）。それらの知見は心理学の多くの領域で活用されてきたものの，いまだ複雑な課題であるのが事実である。

　その原因として挙げられていることの1つは，コーピングの概念がいくつかの理論によって異なった用いられ方をすることがしばしばみられることである。大きく分けると，コーピングをストレスフルな状況における行動反応のパタンとして注目するものと，パーソナリティの気質的側面であることを強調するものとに分類できる。前者を「文脈的アプローチ（contextual approach）」と呼び，後者を「文体的あるいは気質的アプローチ（stylistic or dispositional approach）」と呼ぶ（Moos & Holahan, 2003）。

　LazarusとFolkman（1984）の評定モデル（appraisal-based model）でのコ

ーピングの位置づけは典型的な文脈的アプローチである。評定モデルでは，「コーピングとは，能力や技能を使い果たしてしまうと判断され自分の力だけではどうすることもできないとみなされるような，特定の環境からの強制と自分自身の内部からの強制の双方を，あるいはいずれか一方を，適切に処理し統制していこうとしてなされる，絶えず変化していく認知的努力と行動による努力（p. 141）」と定義されている。コーピングはパーソナリティの安定した特徴というよりもむしろ，特定のストレスフルな状況に対する反応として捉えられている。それゆえ，このモデルでは，もしストレス状況についての評定がネガティブな感情をもたらした場合，その人はネガティブな感情を減弱するための反応を選択することが予測できる。しかしながら，状況が求める独自の適応的反応や，個人的な意味合いの強い解釈が関与する個々人の認知的評定の理解なしに，個人がどのようにストレスフルな状況をやりくりするかを正確に予測することはできないというマイナス面もある。

　一方，気質的アプローチでは，安定した持続的なパーソナリティ，態度，そして認知の特徴がコーピングの心理的文脈の最も重要な部分を提供すると考えられている（Moos & Holahan, 2003）。この気質的アプローチの理論モデルは，ストレスフルな状況に直面したとき，個人は特定のそして独自のコーピング方略を使用するという概念に基づいている（Cosway, Endler, Sadler, & Deary, 2000）。それゆえ，この理論モデルではコーピングの選択はストレスフルな状況の特性にも制約されないし，行動の認知的，感情的要素に結果が左右されることもない。

　2つのアプローチはそれぞれの理論的展望を発展させるとともに，さまざまなコーピング測定尺度が開発されてきた（Skinner, Edge, Altman, & Sherwood, 2003）。それぞれの立場による各々のコーピング尺度は，理論に基づいた2つないしは3つの主なコーピング方略が想定されている。

The Ways of Coping Questionnaire（WCQ: Folkman & Lazarus, 1988）は文脈的側面に注目して開発されたコーピング尺度であり，多くの実証研究でも

第5章 対処行動とストレス　83

使用されてきた。WCQ は 8 つの下位尺度からなり，この 8 つの下位尺度は，感情焦点型コーピング（emotion-focused coping）と問題焦点型コーピング（task-focused coping）の 2 つのカテゴリーに分類されている。感情焦点型コーピングは，回避的行動を含む，感情的不快感の調整のために労力を費やすコーピングの形式である。問題焦点型コーピングは直接的に根源的問題に注意を向け，その解決策を探すという形式のコーピングである。選択されるコーピングのタイプは，その状況が変化しやすいかどうかという個人の評定に左右される。状況が変化しないだろうと捉えられれば感情焦点型コーピングが最も選ばれ，状況が変化しうると判断されたときには，問題焦点型コーピングが選ばれるコーピングであるとされている（Folkman & Lazarus, 1985）。しかしながら，提唱された WCQ の 8 因子構造は調査対象やストレッサーの違いによって不安定な結果となる傾向があり，理論通りの結果が必ずしも得られなかった報告もある（Van Heck & De Ridder, 2001）。文脈的アプローチから開発された尺度は WCQ に限らず，ストレッサーの性質によってコーピング方略が決まるわけであり，それらの可制御性，そしてコーピングの効果の持続期間は個別性が高いため，尺度の提唱するコーピングの分類の有効性に関する結論は意見の一致をみていない（Lazarus, 1999）。

　気質的アプローチに関しては気質測定の伝統の中で相当数の研究がコーピングを概念化しており，また，それに対応したコーピング尺度も開発された（Skinner, Edge, Altman, & Sherwood, 2003）。しかしながら，それらは欠点がないわけではなく，尺度については不安定な因子構造や低い信頼性を始めとし，心理測定特性として十分でないものが多い（Skinner et al., 2003）。しかしながら，この中で例外的なものに The Coping Inventory for Stressful Situations（CISS; Endler & Parker, 1990a, 1999）がある。CISS はコーピング方略の測定尺度として一般人口サンプルから臨床サンプルまでさまざまなサンプルや文脈において検証されてきた（Avero, Corace, Endler, & Calvo, 2003; Beasley, 2002; Sultan & Heurtier-Hartemann, 2001）。それらの研究の中で示された妥当性と信

84

頼性はコーピング尺度としての CISS の安定性を示しており，コーピングスタイルに関する個人の傾向と，状況特定的コーピング方略の両方を査定することが可能である。このように，CISS は心理測定上の限界による問題がその他の尺度よりもずいぶんと少ない（Schwarzer & Schwarzer, 1996）。

しかしながら，CISS はさまざまな優れた側面を有しているにも関わらず，研究者の間ではいまだ尺度の因子構造の結論には至っていない。もともと CISS は課題志向（Task-oriented）・感情志向（Emotion-oriented）・回避志向（Avoidance-oriented）コーピングという 3 因子構造が報告されていた（Endler & Parker, 1990b）。課題志向コーピングは直接的にストレスフルな状況を処理しようとするものを指し，感情志向コーピングは出来事に関連した感情的反応を処理しようとするものを指す。そして回避志向コーピングは状況から逃避する行動を指す。その後 Endler と Parker は，成人，学生，そして精神科患者のサンプルを用いて因子分析を行い，回避志向コーピングを，8 項目からなる気晴らし（Distraction）と 5 項目からなる社会的援助希求（Social Diversion）の 2 つの下位尺度を提唱した（Endler& Parker, 1990a）。さらに Endler らは832名の学生サンプルと，483名の成人サンプルを用いて主成分分析（principal component analysis; PCA）を行い，2 つの集団の因子構造とこれまで提案されてきた因子構造との比較を行った（Endler & Parker, 1990b, 1994）。パス係数に関してはほぼ同様のものが得られたが，因子構造に関しては16項目の回避志向コーピングは，社会的援助希求下位尺度と気晴らし下位尺度とに分けられるという点で異なっていた。邦訳版 CISS では Endler ら（1990b）が始めに提案した 3 因子構造が探索的因子分析（EFA）の結果によって支持されている（Furukawa, Suzuki, Sato, & Hamanaka, 1993）。

Cook と Heppner は329名の大学生で CISS の 3 因子構造と 4 因子構造のモデルの適合度を比較した（Cook & Heppner, 1997）。彼らは 4 因子構造の方が 3 因子構造よりもよいモデル適合度が得られたと報告している。しかしながら，4 因子モデルも 3 因子モデルのどちらも十分な適合度ではなかったた

第5章 対処行動とストレス　85

め，より複雑なモデルが考えられるとも述べている。

　Cosway らはスコットランド人の医師と農業従事者のサンプルを使用し，CISS の主成分分析（Principle Component Analysis; PCA）を行った結果，Endler（1994）の提案した3因子モデルがよい適合を示すことを確認した（Cosway, Endler, Sadler, & Deary, 2000）。彼らはさらに，感情志向コーピングは有意に回避志向コーピングと関連を示す一方で，課題志向コーピングは感情志向コーピング，回避志向コーピングともに関連がないという結果を見出した。さらに回避志向コーピングにのみ PCA を行うと，社会的援助希求と気晴らしの2つの因子が得られた。つまり，この結果は，CISS はまず課題志向コーピングと非課題志向コーピングの2つのグループに分けられる可能性を示しているのであり，非課題志向コーピングはさらに感情志向と回避志向コーピングに分けられるということを示しているといえる。そして回避志向コーピングが気晴らしと社会的援助希求に分けられるということになる。しかしながらこの仮説的構造について確認的因子分析（confirmatory factor analysis; CFA）による検証は行われていない。

　4因子構造は McWilliams らも報告している（McWilliams, Cox, & Enns, 2003）。彼らは鬱病患者サンプルを用いて探索的因子分析（exploratory factor analysis; EFA）を行い，3因子モデル，4因子モデル，そして6因子モデルの比較を行った結果，オリジナルのものとは因子を構成するいくつかの項目が異なるものの，4因子構造が臨床的に解釈可能な結果となったことを報告している。しかしながら，この研究でも CFA は行われていない。

　Rafnsson ら（2006）は，これまでと異なるモデル適合指標である root mean square error of approximation（RMSEA）を用いて，3因子構造と4因子構造の優位性を検証したが，差異は発見できなかった。

　以上の研究から，CISS 項目は課題志向コーピングと非課題志向コーピングとに分類できるとしても，それからさらなる下位カテゴリーをどのように分類するかという課題が残されているといえる。

5.2 研究 1 ：日本語版 Coping Inventory for Stressful Situations（CISS）の因子構造の検討 1

　本研究ではいまだ研究者の間で統一の見解がみられない CISS の因子構造の検討を行うことを第一の目的とする。その際，これまでに提案されたいくつかの因子モデルとの比較検討を行うが，コーピングスタイルを測定するような心理尺度は文化的影響を受けるということと，日本における CISS の因子構造の研究は90年代に 1 つだけという理由から，本研究では日本語版 CISS の CFA だけでなく，CFA に先立って EFA を行い，日本語版 CISS の心理測定ツールとしての信頼性・妥当性の検証と確立を試みた。

　また，コーピングスタイルの因子構造はデータの適合度と統計的安定性に関して評価されるだけでなく，予測的妥当性からも検証されるべきである。ストレスフルな状況において，人々は異なったコーピングを用いることによって，逆境的ライフイベントの影響を小さくしたり，大きくしたりすることができることはよく知られている。それゆえ，EFA と CFA によって特定されたコーピングスタイルの因子構造は，ストレス反応との関連を前方視的デザインで検証されるべきであろう。本研究の 2 つ目のねらいは，日本人サンプルによって確認された因子構造が臨床的予測にも有効であるかを検証することである。

5.2.1　方法

対象

　日本の大学生のメンタルヘルスに関する，毎週 1 回，全 9 回に渡って調査を行う研究プロジェクトにおいて，対象者は K 県にある 2 つの大学から採用された。2006年10月から2007年の 1 月に渡って毎週 1 回，質問調査用紙が配布された。本研究で使用した尺度である Coping Inventory for Stressful

第5章　対処行動とストレス　　87

Situations（CISS; Endler & Parker, 1994）は第1回目で，そして The Zung Self-rating Depression Scale（SDS; Zung, 1965）は第1回目と第6回目で測定された。848名の研究適合者がいたが，全ての学生がそれぞれの配布日に参加していたわけではなかったということと，2～3％の学生は本研究への参加を辞退したため，最終的には507名の学生が本研究において使用される全ての質問項目に回答した。対象者の114名が男性で393名が女性，平均年齢は19.0歳（SD=1.5）であった。男女間において年齢に有意差はなかった。

測定尺度

コーピング：The Coping Inventory for Stressful Situation（CISS; Endler & Perker, 1990）はコーピングスタイルを測定する48項目5件法（1=まったく使わない，5=よく使う）の自記式尺度である。被験者は彼らが困難やストレスフルな状況に直面した時，どの程度それぞれの行動を行うかを尋ねられる。Endler らの分類した3下位尺度それぞれの項目例は以下の通りである。

課題志向コーピング：問題に焦点を当てて，どうすれば解決できるかを考える

感情志向コーピング：グズグズしていることで自分を非難する

回避志向コーピング：友人に電話する

日本語版 CISS はオリジナルの CISS を英語から日本語に翻訳し，その後バックトランスレーションを行い，もともとの文章の意味と対応可能な文章であることが確認されたものである（古川，鈴木，斎藤，濱中，1993）。

鬱：The Self-rating Depression Scale（SDS; Zung, 1965）は，0点「全く無い」，から3点「ほとんどいつも」までの4件法で評定する鬱症状の自記式評価尺度である。日本の大学生サンプルでは情動・認知そして身体の3因子構造が使用されてきたが（Kitamura, Hirano, Chen, & Hirata, 2004），本研究では，興奮性（irritability），抑鬱感情（depressed affect），倦怠感（fatigue），泣くこと（crying spells），精神運動的焦り（psychomotor agitation），頻脈

88

（tachycardia），そして企死念慮（suicidal ideation）の 7 項目からなる情動因子を使用した。また，7 項目中 5 項目以上を解答している場合の欠損値は平均値で補った。

手続き

質問紙は毎週授業の中で配布・回収が行われた。授業では質問紙の配布が知らされるとともに，研究に参加しないことも可能であること，参加しないことによって何らの不利益は受けないことが知らされた。このことはまた質問紙の表紙にも記載された。匿名性を保障し，かつ追跡調査を行うため，被験者はそれぞれが毎回同じ独自のニックネームを記載するよう求められた。

統計解析

最初に被験者の学生から得られた CISS の回答の平均値と標準偏差を検証した。平均値の基準率が極端に低い場合 EFA の計算に支障をきたすため，平均値が1.4以下の項目は分析から除外した。1.4という数値は，項目が 4 件法で回答する質問となっており，その最低値の 1 点に10分の 1 を加えた数値から算出した（表5.1.1）。

その後サンプルを無作為に 2 グループに分け，そのうちの 1 グループ（n=259）で EFA を行った。それぞれの因子は最尤法，斜交回転のプロマックス回転によって抽出した。因子数はスクリープロットによって決定した（Cattel, 1966）。特定の因子に寄与している因子負荷量が .40以上の項目を採用し，因子負荷量が .20以上別の因子に寄与している項目は除外する Endlerと Parker（1990b）が CISS の開発時に使用した基準を用いた。

上記 EFA で得られた因子構造の安定性を検証するために，EFA に用いなかったもう 1 つのグループ（n=248）を使用して CFA を行った。そして 4 種のモデルの適合度を比較した。4 種のモデルとは，オリジナルの 3 因子モデル（Endler & Parker, 1990a），これまでの研究で提唱された 2 種類の 4 因子

モデル（それぞれ Endler & Parker, 1994; Cosway et al., 2000），そして今回の
EFA で引き出されたモデルである。

　モデルの適合度に関してはカイ二乗値（CMIN），goodness-of-fit index
（GFI），adjusted goodness-of-fit index（AGFI），comparative fit index
（CFI），そして root mean square error of approximation（RMSEA）を使用
して評価された。標準的な評価基準によると望ましい適合度は，CMIN/
df<2，GFI>0.95，AGFI>0.85，CFI>0.95，そして RMSEA<0.08 となってい
る（Schermelleh-Engel, Moosbrugger, & Müller, 2003）。Akaike 情報基準
（Akaike Information Criterion; AIC）はモデル間の比較のために使用した。AIC
の値がモデル間で 2 ポイント以上低いモデルはそうでないモデルよりも優れ
ていると判断される。

　CISS の予測的妥当性の検証のために，第 6 回調査で測定された SDS 抑鬱
得点をアウトカムとして使用した。CISS の下位尺度は第 1 回目の鬱得点を
統制しても第 6 回目の鬱得点を予測するであろうと推測した。

　全ての統計解析は Statistical Package for Social Science（SPSS）16.0と
AMOS 7.0を使用して行われた。

5.2.2　結果

　グループ 1 における全ての CISS 項目の平均値と標準偏差は表5.2.1に示し
ている。項目23は平均値が1.37であったためその後の EFA からは除外した。
項目23を除いた項目による EFA により 5 因子が抽出された（表5.2.1）。それ
ぞれの因子を構成する項目は，因子負荷量が少なくとも .04以上であり .20
以上が別の因子に寄与している項目は除外した。特定の因子に .40以上とい
う高い因子負荷量を示した 1 番目，2 番目，3 番目，そして 4 番目の因子は
それぞれもともと課題志向，感情志向，社会的援助希求，そして気晴らしコー
ピングスタイルに分類されていたものであった。5 つの因子のうち 4 つは
感情志向コーピングとして分類した。合計18項目が十分な因子負荷量が得ら

表5.2.1 グループ1 (n=259) における各項目の平均値，標準偏差，因子構造

項目	元の因子	平均値 (SD)	因子1	因子2	因子3	因子4	因子5
26 直ちに改善策をとる	課題指向	2.63(1.10)	**0.76**	-0.16	-0.01	-0.12	0.09
47 事態を掌握できるように，考えを整理する	課題指向	2.92(1.21)	**0.73**	0.06	-0.12	0.08	0.03
27 出来事をふりかえり，失敗から学ぶ	課題指向	3.04(1.24)	**0.72**	0.01	-0.07	-0.06	-0.03
10 何を優先すべきかをはっきりさせる	課題指向	3.22(1.25)	**0.70**	-0.16	-0.06	0.10	-0.09
02 問題に焦点を当てて，どうすれば解決できるかを考える	課題指向	3.12(1.12)	**0.69**	0.11	-0.02	-0.14	-0.16
43 問題に対していくつかの異なった解決を考える	課題指向	2.79(1.20)	**0.67**	0.03	0.03	0.01	0.02
24 状況を理解しようと努力する	課題指向	3.16(1.21)	0.64	0.23	-0.03	-0.06	-0.16
39 物事の優先順位を修正する	課題指向	2.51(1.16)	0.60	-0.14	-0.03	0.00	0.21
42 物事をなしとげるためにより一層努力する	課題指向	2.83(1.17)	**0.60**	0.10	0.18	-0.02	-0.12
21 行動の方針をたてて，それに従う	課題指向	2.43(1.15)	**0.56**	0.00	0.02	0.18	0.07
36 何か反応する前に問題を分析する	課題指向	2.25(1.16)	**0.53**	0.01	0.13	-0.09	-0.03
06 自分がベストだと思うことをする	課題指向	2.92(1.29)	0.47	-0.29	-0.05	0.07	0.05
01 もっと上手に時間の予定を立てる	課題指向	2.53(1.06)	**0.46**	0.08	-0.08	0.07	-0.06
15 類似の問題を今まででどのように解決してきたかを考える	課題指向	2.88(1.23)	**0.44**	0.09	0.17	-0.01	-0.07
41 状況を支配下に置く	課題指向	1.81(0.94)	0.42	0.02	-0.02	0.00	0.27
13 うまく対処できないのではないかと不安に思う	感情指向	3.05(1.30)	0.01	**0.80**	0.04	0.10	-0.11
08 こんな状況におちいったことで自分を非難する	感情指向	2.27(1.22)	-0.06	**0.73**	-0.10	0.04	-0.05
14 非常に緊張する	感情指向	2.76(1.35)	-0.02	**0.73**	-0.02	0.06	0.01
05 グズグズしていることで自分を非難する	感情指向	2.54(1.24)	-0.03	**0.69**	-0.13	0.06	0.03
22 何をすべきかわかっていないことで，自分を非難する	感情指向	2.23(1.25)	0.00	**0.64**	-0.01	0.04	0.10

25	身がすくんで，何をすべきか わからなくなる	感情指向	2.35(1.28)	-0.12	0.61	0.13	-0.12	0.23
30	何をしようか心配する	感情指向	2.63(1.26)	-0.06	**0.61**	0.06	0.11	-0.03
34	自分の力量不足に焦点を当て る	感情指向	2.91(1.28)	0.15	**0.59**	0.08	-0.14	0.04
28	何が起こったか，あるいは自 分がどう感じたかを変更でき ればと望む	感情指向	3.08(1.27)	0.16	**0.50**	-0.05	0.09	0.03
17	今の状況についてあまりに感 情的になっていると自分を非 難する	感情指向	2.03(1.14)	0.13	0.29	0.16	-0.18	0.24
03	以前の良かった頃のことを考 える	回避指向	3.01(1.13)	0.16	0.24	0.18	0.02	0.01
29	友人を訪問する	社会的援 助希求	2.72(1.21)	-0.05	-0.03	0.77	-0.21	0.09
37	友人に電話する	社会的援 助希求	2.70(1.46)	-0.04	-0.10	**0.76**	-0.01	0.04
35	自分が尊重できる助言をくれ る人に話す	社会的援 助希求	3.37(1.38)	0.12	0.17	**0.59**	0.03	-0.10
31	特別な人と時間を過ごす	社会的援 助希求	2.38(1.38)	0.01	0.01	**0.58**	0.10	-0.04
04	他の人と一緒にいるようにす る	社会的援 助希求	2.95(1.24)	-0.10	0.07	**0.48**	0.03	0.04
23	パーティに出かける	回避指向	1.37(0.77)	-0.02	-0.02	0.36	0.06	0.03
33	そんなことは2度と起こらな いと自分に言いきかせる	感情指向	1.89(1.10)	0.14	0.09	0.27	0.03	0.06
20	何か買い物をする	気晴らし	2.74(1.26)	-0.05	-0.03	0.16	**0.77**	-0.02
12	好物の食べ物やスナックを買 う	気晴らし	2.65(1.29)	-0.10	0.18	-0.07	**0.68**	-0.05
09	ウィンドウ・ショッピングす る	気晴らし	2.40(1.22)	0.02	-0.11	0.23	0.55	-0.11
11	寝ようとする	気晴らし	3.41(1.28)	0.00	0.10	-0.15	**0.52**	0.04
18	食事か喫茶に外出する	気晴らし	2.13(1.29)	-0.04	-0.18	0.29	0.51	0.02
48	テレビを見る	気晴らし	3.39(1.35)	-0.04	0.13	-0.12	**0.44**	0.20
44	休みや休憩をとって，状況か ら離れる	気晴らし	3.13(1.25)	0.21	0.04	-0.13	0.41	0.21
32	散歩する	回避指向	2.16(1.20)	0.12	-0.01	0.17	0.29	-0.10
40	映画を見る	気晴らし	2.14(1.17)	0.12	-0.05	0.18	0.26	0.13
38	怒る	感情指向	2.07(1.20)	-0.07	-0.04	0.04	-0.05	**0.82**

19	腹が立つ	感情指向	2.65(1.29)	-0.02	0.10	0.00	0.03	**0.66**
45	人にやつあたりする	感情指向	2.15(1.22)	-0.16	0.14	0.05	0.14	**0.56**
46	自分はできるのだと証明するために状況を利用する	課題指向	1.89(0.96)	0.32	-0.04	0.00	0.11	0.35
16	問題は本当は自分に起こっていないのだと自分に言いきかせようとする	感情指向	1.42(0.75)	0.05	0.10	0.05	0.04	0.21
07	体のアチコチが痛いことにとらわれる	感情指向	1.57(0.94)	0.00	0.14	0.03	-0.02	0.17
	説明された分散（%）			0.76	-0.16	-0.01	-0.12	0.09

れなかった，もしくは5つの因子のうちのどの因子に寄与しているかが曖昧なものであり，除外された。

　今回のEFAで得られた因子構造は，これまでの研究における感情指向コーピング項目の2分割とは異なるものであった。1つの因子には「うまく対処できないのではないかと不安に思う」，「こんな状況におちいったことで自分を非難する」そして「グズグズしていることで自分を非難する」といった項目を含んでいた。そのため，これらを「反すう」と解釈した。もう1つの因子には「腹が立つ」，「怒る」そして「人にやつあたりする」という敵意を含む項目を反映していたため，「攻撃」と解釈した。つまり，感情指向コーピングは反すうコーピングと攻撃コーピングからなるものと解釈が可能だということである。また，それぞれの因子は十分な内的整合性を示しており，課題解決，反すう，気晴らし，社会的援助希求，攻撃因子のクロンバックのアルファ係数はそれぞれ.88，.86，.71，.72，.77であった。

　次にグループ2を用いてCFAを行い，本研究で得られた5因子構造を含め，これまでに提案された4種類の因子構造とのモデル適合度の比較を行った。3因子構造に関しては，上位因子は設定せず，課題指向，感情指向，そして回避指向コーピングの3つの潜在変数に共分散を引いた（図5.2.1）。同様に，4因子構造のモデル（Endler & parker, 1994）についても，課題指向，感情指向，そして回避指向コーピングという3つの潜在変数に共分散を引いた

第 5 章 対処行動とストレス　93

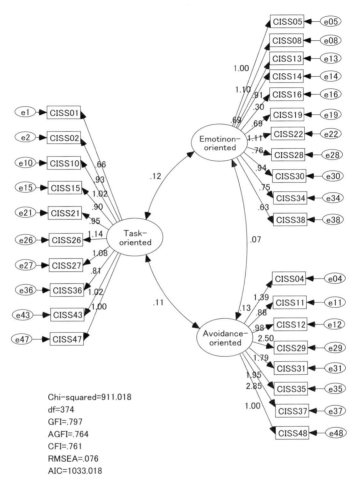

Task-oriented：課題志向性，Emotional-oriented：感情志向性，Avoidance-oriented：回避志向性

図5.2.1　3因子モデル確認的因子分析

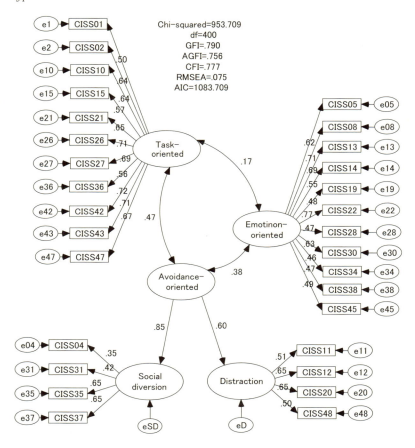

Task-oriented：課題志向性，Emotional-oriented：感情志向性，Avoidance-oriented：回避志向性，Social diversion：社会的援助希求，Distraction：気晴らし

図5.2.2　4因子モデル（Endler & Parker, 1994）の確認的因子分析

が，このモデルでは，回避指向コーピングはさらに社会的援助希求コーピングと気晴らしコーピングの2つの潜在変数から成るものと考えられている（図5.2.2）。2つ目の4因子モデル（Cosway et al., 2000）は，潜在変数としての非課題指向コーピングは感情指向コーピングと回避指向コーピングから構成

第5章 対処行動とストレス 95

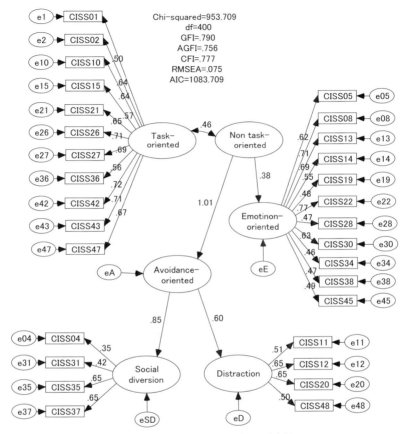

Task-oriented：課題志向性，Non Task-oriented：非課題志向性，Emotional-oriented：
感情志向性，Avoidance-oriented：回避志向性，Social diversion：社会的援助希求，
Distraction：気晴らし

図5.2.3　4因子モデル（Cosway et al., 2000）の確認的因子分析

されるものと仮定されている。さらに回避指向コーピングは社会的援助希求
コーピングと気晴らしコーピングから構成される（図5.2.3）。そして最後に，
5因子モデルであるが，まず課題解決コーピング，社会の援助希求コーピン
グ，そして気晴らしコーピングの上位の潜在変数である行動指向コーピング

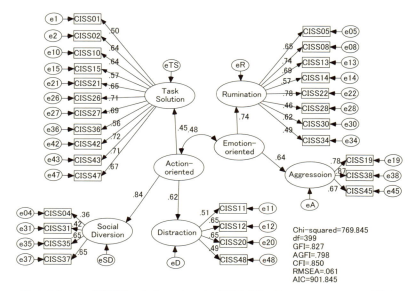

Task Solution：課題解決，Action-oriented：活動志向性，Emotional-oriented：感情志向性，Rumination：反すう，Social diversion：社会的援助希求，Distraction：気晴らし，Aggression：攻撃

図5.2.4　5因子モデルの確認的因子分析

を仮定している。感情指向コーピングは反すうコーピングと攻撃コーピングから構成される。行動指向コーピングと感情指向コーピングの間には共分散が引かれた（図5.2.4）。

全てのモデルにおいてかろうじて認められるモデル適合度が示されたものの，AICは5因子モデルが他のモデルよりも優れていることが示された（表5.2.2）。

そして，CISS項目の予測的妥当性を検証した。まず第6回目の鬱得点とCISSの各下位尺度との相関を調べた。第1回目の鬱得点の影響を統制し，第6回目の鬱得点と下位尺度との相関係数はそれぞれ，課題解決が -.07（有意な相関なし），社会的援助希求が -.08（有意な相関なし），気晴らしが -.04（有意な相関なし），反すうが .29（$p<.001$），そして攻撃が .20（$p<.05$）という結

表5.2.2　確認的因子分析におけるモデル適合度

モデル	Chi-squared/df	GFI	AGFI	CFI	RMSEA	AIC
3因子モデル (Endler & Parker, 1990b)	1000.613/402	.778	.743	.759	.078	1126.613
4因子モデル (Endler & Parker, 1990a; 1994)	953.709/400	.790	.756	.777	.075	1083.709
4因子モデル (Cosway et al., 2000)	953.709/400	.790	.756	.777	.075	1083.709
5因子モデル (Present study)	769.845/399	.827	.798	.850	.061	901.845

GFI, goodness-of-fit index; AGFI, adjusted goodness-of-fit index; CFI, comparative fit index; RMSEA, root mean square error of approximation; AIC, Akaike Information Criteria.

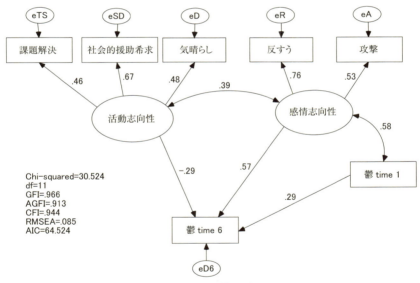

図5.2.5　CISS の鬱予測モデル

果となった。そして第6回目の鬱得点を従属変数とし CISS の因子を独立変数としたパス解析を行った（図5.2.5）。第1回目鬱得点に加え，潜在変数である行動指向コーピングと感情指向コーピングも第6回目鬱得点を予測するであろうと仮説を立てた。また，感情指向コーピングは第1回目鬱得点に共分

散が引かれるものと仮定した（図5.2.5）。

　パス解析の結果，予測モデルは十分なモデル適合度を示した。第１回目鬱得点と感情指向コーピングはどちらも第６回目鬱得点を予測していた。また，行動指向コーピングは第６回目鬱得点を軽減するよう働いていることが示された。

5.2.3　考察

　本研究により，CISS は EFA と CFA の両方を通じて５因子構造が確認された。本研究の最も重要な特徴は，これまでの３因子，４因子モデルの研究との比較に際し，サンプルの半数を用いて EFA を行い，残りの半数でCFA を行い因子構造の安定性を確認したことである。因子構造に関するモデル適合度はかろうじて認められる程度の数値ではあったが，５因子モデルは他のモデルと比してよい数値であった。

　５因子モデルはこれまでの研究で提唱されてきたものと異なり，感情指向コーピングが，反すうコーピングと攻撃コーピングの２つに分割された。Nolen-Hoeksema らは反すうを，"個人の抑鬱的注目を彼らの症状や可能性のある原因，結果などに焦点化した思考と行動"と定義している（Nolen-Hoeksema, Morrow, & Fredrickson, 1993）。本研究で抽出された感情指向コーピングの因子の１つは，「グズグズしていることで自分を非難する」，「何をすべきかわかっていないことで，自分を非難する」，「こんな状況におちいったことで自分を非難する」，「うまく対処できないのではないかと不安に思う」，といった項目から構成されており，これらは反すうの概念と一致している。反すうに注目した研究では，さまざまな交絡因子を統制した上でも反すうをする人々はより抑鬱気分になりやすいことが分かっている（Nolen-Hoeksema, Parker, & Larson, 1994）。また，反すうは新たな鬱と不安の発現の予測因子であり（Nolen-Hoeksema, 2000; Nolen-Hoeksema & Morrow, 1991），抑鬱症状をより長期化させる因子であることも証明されている（Nolen-Hoeksema, 1991;

Nolen-Hoeksema et al., 1993)。

　感情指向コーピングのもう 1 つの構成因子は「腹が立つ」や「怒る」などの項目からなる。これらは回答者の怒りの感情を反映しているものである。怒りは人が脅威に直面したときに惹起される心理的反応であり（Danesh, 1977)，「闘争か逃亡か」という動物が危険な状況において使う古典的なコーピングである。つまり怒りとは個人の切迫した危険に警告を鳴らすサインであり，自然発生的反応でもある。それゆえ，怒りは反すうと明確に区別されるものである。

　5 因子モデルではまた，課題解決コーピングと回避指向コーピングに寄与する独自の因子構造となる部分である行動指向コーピングという別の潜在変数も仮定された。これらのコーピング方略は“行動する”点に集約されるわけであり，行動を起こすことによって回避的行動ですら何らかの適応的結果を期待することができるコーピングである。例えば，学生が試験に失敗した場合，課題解決コーピングとして「勉強をする」ことは良好な精神的健康にもつながることは容易に想像できる。同様にもしこの状況でその学生が，気晴らしや社会的援助希求行動として友人と会い気を紛らすような雑談をしたとすると，それはまた良好な健康につながる可能性があるといえる。

　予測妥当性を検証したパスモデルでは，感情指向コーピングは現在の鬱だけでなく，将来の鬱も予測していた。一方で行動指向コーピングは，2 変量解析で相関が無かったにも関わらず将来の鬱を低減させるという結果が示された。つまり，行動を指向したコーピングはそれぞれの下位因子が鬱の軽減に効果を示しているのであり，このことは近年の鬱に対するアプローチとして有効性が確認されている認知行動療法において，なによりもまず行動を起こすことがポジティブな強化子として強調されていることとも一致する（Jacobson, Martell, & Dimijian, 2001)。

　本研究の限界は，サンプルが学生のみであった点であり，対象年齢が限られていることである。年齢層を広げた成人サンプルにおいても今回の結果が

適用可能かどうか検証する必要があろう。もう1つの限界は，サンプルが健康な対象であったという点である。臨床サンプルの場合，また異なった因子構造を示す可能性もあるだろう。さらに追記すべき点として，AIC は比較したモデルの中では最も優れていたとはいえ，モデルの適合度は比較的低かった。更なる追試と項目の再選択が望まれる。

　これらの限界を考慮しても，5因子構造 CISS は少なくとも日本人の学生を対象とした研究には今後の CISS を使用する研究への提唱となりうるであろう。

5.3　研究2：日本語版 Coping Inventory for Stressful Situations（CISS）の因子構造の検討2

　研究1では，CISS5因子構造は学生サンプルにおいて確認された。限界にも述べたが，因子構造の一般化にはより幅広い年齢層での検証が必要である。また，CISS は予測的妥当性の検証もいくつかの研究において検証されているが（Cosway, Endler, Sadler, & Deary, 2000; Endler, Parker, & Butcher, 1993），それらの大半は鬱症状と不安症状を従属変数としており，鬱症状や不安症状以外の身体的症状等を用いて検証された研究はほとんどない。さらに，CISS 得点に関する性差は女性の方が男性よりも全ての因子において高得点であるという一定の傾向がある（Cosway et al., 2000; Endler & Parker, 1990）。Endler らの解析によると，特に感情指向と回避指向コーピングの得点は男性よりも女性の方がより高い（Endler & Parker, 1994）。CISS5因子構造の男女差はまだ検証されていない。

　以上を踏まえ，本研究では以下のことをねらいとする。(1) 幅広い年齢層の労働者サンプルで CISS5因子構造を含めた CISS の異なる因子構造を比較検討する，(2) 因子構造が最も優れていると確認されたモデルにおいて，それぞれの下位因子が異なるタイプのストレス症状の予測力をどの程度もって

いるかを検証する，そして（3）CISS の因子構造の性別による差異を比較検討する。

5.3.1　方法

対象

　本研究の対象者は年齢層が19歳から60歳までの，2つの職場における労働者である。1つ目の職場は地方公務員であり，もう1つが乳製品製造業の民間会社である。前者の職場には2007年の1月と3月に質問調査用紙が配布され，1月配布分からは645名中577名の回答が得られ，3月配布分からは645名中526名の回答が得られた。どちらの調査においても回答し，またそれぞれの質問に対して回答漏れがなかった回答用紙は合計410組であった。同様に後者の職場には2008年の1月と4月に質問調査用紙が配布され，1月配布分からは294名中190名の回答が得られ，4月配布分からは294名中160名の回答が得られた。どちらの調査においても回答し，またそれぞれの質問に対して回答漏れがなかった回答用紙は合計158組であった。それゆえ，今回の解析に使用された回答用紙は合計568名分になった。対象者の内訳は，男性が365名（64.3%），女性が203名（35.7%），平均年齢が42.3歳（$SD=10.6$）である。平均年齢に男女差はみられなかった。

　また，本研究において多母集団同時解析を行う際に，異なる年齢層グループとして研究1の，507名の学生サンプルを使用した（Sakata, Takagishi, & Kitamura, 2012）。

使用尺度

　コーピング：研究1で使用した The Coping Inventory for Stressful Situations（CISS; Endler & Parker, 1990）を使用。詳細は研究1参照。

　ストレス反応：The Hopkins Symptom Checklist（HSCL; Derogatis, Lipman, Rickels, Uhenhuth, & Covi, 1974）は心理的症状に加え，身体的症状等，

多面的に症状を評価する信頼性と妥当性が立証された尺度である。54項目からなり，以下に挙げる5領域の症状を測定するように下位尺度が構成されている。身体化症状（14項目）・強迫性症状（9項目）・対人関係過敏症状（10項目）・不安症状（8項目）・鬱症状（13項目）。本研究では，HSCL の日本語版を使用した（Nakano & Kitamua, 2001）。

手続き

本研究は10週間の間をおいた2回の調査を行う前方視的デザインで行われた。781名の労働者に，匿名性が保障されることが記された質問調査用紙が2回に渡り配布された。その両方の質問紙に CISS と HSCL の質問項目が含まれていた。

統計解析

CISS の3因子（Endler & Parker, 1990），4因子（Endler & Parker, 1994），別の4因子（Cosway et al., 2000），そして5因子モデル（Sakata, Takagishi, & Kitamura, 2012）の比較における一連の CFA では最尤法を用いた。

モデルの適合度に関してはカイ二乗値（CMIN），goodness-of-fit index（GFI），adjusted goodness-of-fit index（AGFI），comparative fit index（CFI），そして root mean square error of approximation（RMSEA）を使用して評価された。標準的な評価基準によると望ましい適合度は，CMIN/df<2，GFI>0.95，AGFI>0.85，CFI>0.95，そして RMSEA<0.08となっている（Schermelleh-Engel, Moosbrugger, & Müller, 2003）。Akaike 情報基準（Akaike Information Criterion; AIC）はモデル間の比較のために使用した。AIC の値がモデル間で2ポイント以上低いモデルはそうでないモデルよりも優れていると判断される。

そして，労働者サンプルと学生サンプルにおける因子構造の差異について検証するため，多母集団同時解析を行った。さらにモデルの性別における差

第 5 章　対処行動とストレス　103

異の検証も同様に多母集団同時解析を行った。多母集団同時解析ではまず，CISS のそれぞれの因子間の比較を行うため，一連の t 検定を行い，その次に，以下の 4 つのモデルについて多母集団同時解析を行った。モデル 1：グループ間で全てのパラメータに等値制約をしないもの，モデル 2：グループ間で対応する因子負荷量にのみ等値制約をしたもの，モデル 3：対応する因子の因子負荷量，因子の分散，そして因子の共分散にまで等値制約をしたもの，そしてモデル 4：対応する因子の因子負荷量，因子の分散，因子の共分散，そして誤差変量の分散にまで等値制約をしものの 4 モデルである。

　CISS はストレスフルな状況においてその人がとる気質としての典型的なコーピングスタイルを測定するものである。そのためこの尺度を用いて複数回測定しても，同様の結果，つまり高い信頼性が期待される。オリジナルの CISS の開発においては，この再検査信頼性が確認されている（Endler & Parker, 1990）。再検査信頼性が高いということは，尺度のそれぞれの項目に回答するのがたいへんではないということも意味する。本研究では，再検査信頼性の検証のため，対応する項目と因子におけるピアソンの相関係数を，サンプル間だけでなく，性別別においても算出した。

　コーピングはストレス反応に関連する問題状況に対処する行動であり，それは，ストレス症状の軽減を目指して行われる。それゆえ，本研究ではコーピングスタイルとストレス症状の関係を前方視的に検証する。2 変量統計を行ったのち，理論的枠組みから構造方程式モデル（SEM）が作成された。このモデルでは time 1 の症状は直接的に time 2 の症状を予測すること，さらに，活動志向コーピングはストレス症状を緩和する働きを，感情志向コーピングはストレス症状を悪化させる働きを示すであろうという仮説が立てられた。

　全ての統計解析は Statistical Package for Social Science（SPSS）16.0 と AMOS 7.0 を使用して行われた。

5.3.2 結果

CISS の因子構造

　本研究ではオリジナルの 3 因子モデル（Endler & Parker, 1990），4 因子モデル（Endler & Parker, 1994），別の 4 因子モデル（Cosway et al., 2000），そして 5 因子モデル（Sakata et al., 2012）という 4 つのモデルの因子構造を，成人サンプルで SEM を用いて検証した。5 因子モデルを除く 3 つのモデルは，RMSEA を除いて適切なモデル適合度が得られなかった（それぞれ GFI= .833, .856, .856, AGFI= .807, .832, .832, CFI= .813, .842, .842, RMSEA= .070, .065, .065）（表5.3.1）。AIC はそれぞれ 1642.32, 1474.98, 1474.98であった。

　5 因子モデルは全てのパス係数が有意（$p<$ .05）であった。また，GFI と CFI を除き良いモデル適合度も得られた（GFI= .874, AGFI= .853, CFI= .874, RMSEA= .058）。さらに AIC は比較したモデルの中で最も良い数値（1284.88）を示した。

　そして，5 因子モデルが，成人サンプルと学生サンプルとの間で違いがあるかを検証するため多母集団同時解析を行った。t 検定の結果は成人グループと学生グループとでは，攻撃コーピングを除く，課題解決コーピング，気晴らしコーピング，社会的援助希求コーピング，反すうコーピング全ての下

表 5.3.1　各因子モデルのモデル適合度

Model	χ^2	GFI	AGFI	CFI	RMSEA	AIC
3 因子モデル（Endler & Parker, 1990）	1516.317	.833	.807	.813	.070	1642.32
4 因子モデル 1（Endler & Parker, 1994）	1344.981	.856	.832	.842	.065	1474.98
4 因子モデル 2（Cosway, Endler, Sadler, & Deary, 2000）	1344.981	.856	.832	.842	.065	1474.98
5 因子モデル（Sakata, Takagishi, & Kitamura, 2012）	1152.879	.874	.853	.874	.058	1284.88

χ^2：chi-squared, GFI：goodness-of-fit index, AGFI：adjusted goodness-of-fit index, CFI：comparative fit index,
RMSEA：root mean square error of approximation, AIC：Akaike information criterion

第5章　対処行動とストレス　105

位因子間に有意差が見られた［それぞれ $t(1166)=$ -10.95, $p<$ .001, $t(1166)=$11.79, $p<$ .001, $t(1166)=$ 8.35, $p<$ .001, $t(1166)=$4.23, $p<$ .001, t(1166) = -.21, $p>$ .05］。次に2つのグループにおいて同じパスモデルを作成し，対応するパスに差異があるかどうか検証した。その結果，共通の因子の因子負荷量を等値制約したモデル2が等値制約をしていないモデル1よりも良いモデル適合度を示した。つまり，結果はパスモデルにおいて成人グループと学生グループとの間には等質性が認められることを示していた（それぞれ モデル2：GFI= .876, AGFI= .857, CFI= .869, RMSEA= .041, AIC=2611.541; モデル1：GFI = .874, AGFI= .855, CFI = .868, RMSEA= .041, AIC=2625.369）。

　同様の結果が，男性グループと女性グループにおける多母集団同時解析においても示された。t検定の結果は攻撃コーピングを除く，課題解決コーピング，気晴らしコーピング，社会的援助希求コーピング，反すうコーピング全ての下位因子間に有意差が見られた［それぞれ $t(566)=$ 2.24, $p<$ .05, $t(566)=$ -5.08, $p<$ .001, $t(566)=$ -5.68, $p<$ .001, $t(566)=$ -4.68, $p<$ .001, $t(566)=$ -1.14, $p>$ .05］。男女グループ間における多母集団同時解析では，対応する因子の因子負荷量，因子の分散，そして因子の共分散にまで等値制約をしたモデル3が最も良いモデル適合度を示した（それぞれ モデル3：GFI= .835, AGFI= .812, CFI= .863, RMSEA= .042, AIC=1850.174; モデル1：GFI= .832, AGFI= .808, CFI= .861, RMSEA= .042, AIC= 1870.814）。それゆえ，男女グループ間でのモデル図における構造の等質性が証明された。

　再検査信頼性は time 1データと time 2データの比較によって行われた。表5.3.2に対応する項目間の相関係数を示している。

　表5.3.3には因子間の再検査信頼性を示している。攻撃コーピングを除く全ての因子において，男女差がみられた。課題解決コーピングを除いて女性の得点は男性の得点よりも有意に高かった。いくつかの項目と因子間に性差がみられたが，多母集団同時解析が示したとおり，モデル全体の因子構造には有意な性差はない。

予測妥当性

　課題解決コーピングと身体化症状・強迫症状・対人過敏性症状の組み合わせを除いて，全ての time 1コーピングスタイルは症状と有意な相関があっ

表5.3.2　各項目における再検査信頼性と性別間の差異

因子	項目	相関係数	男性 （n = 365）	女性 （n = 365）	p
課題解決	1	.58**	3.32 (0.90)	3.10 (0.94)	
	2	.72**	3.68 (0.82)	3.50 (0.90)	
	10	.70**	3.61 (0.92)	3.52 (0.92)	
	15	.62**	3.21 (1.00)	3.13 (0.99)	
	21	.71**	2.91 (1.01)	2.74 (0.99)	
	26	.74**	3.52 (0.88)	3.25 (0.98)	*
	27	.69**	3.51 (0.92)	3.51 (0.96)	
	36	.69**	2.91 (0.96)	2.59 (1.03)	*
	42	.45**	2.00 (0.78)	2.09 (0.81)	
	43	.72**	3.27 (0.94)	3.25 (0.90)	
	47	.73**	3.27 (0.94)	3.23 (0.92)	
反すう	5	.67**	2.18 (0.88)	2.51 (1.07)	**
	8	.75**	2.12 (0.86)	2.40 (1.02)	*
	13	.72**	2.59 (0.89)	2.82 (0.98)	
	14	.71**	2.55 (0.95)	2.27 (0.99)	
	22	.76**	1.99 (0.90)	2.24 (0.93)	
	28	.56**	2.60 (1.05)	2.80 (1.03)	
	30	.73**	2.17 (0.93)	2.47 (0.98)	*
	34	.64**	2.57 (0.97)	2.95 (1.05)	**
気晴らし	11	.76**	2.46 (1.13)	2.94 (1.12)	**
	12	.76**	1.89 (1.02)	2.57 (1.17)	**
	20	.59**	1.26 (0.59)	1.28 (0.66)	
	48	.73**	2.67 (1.23)	2.64 (1.14)	
社会的援助希求	4	.60**	2.52 (0.90)	2.63 (0.94)	
	31	.70**	1.98 (1.08)	2.24 (1.17)	
	35	.66**	2.82 (1.02)	3.37 (1.08)	**
	37	.80**	2.01 (1.01)	2.47 (1.17)	**
攻撃	19	.81**	2.44 (0.94)	2.62 (0.96)	
	38	.81**	2.00 (0.93)	2.15 (0.98)	
	45	.50**	1.08 (0.33)	1.06 (0.28)	

* $p< .05$, ** $p< .01$

第 5 章　対処行動とストレス　　107

表5.3.3　各因子間の再検査信頼性と性別間の差異

因子	相関係数	男性（n=365）	女性（n=365）	p
課題解決	.61**	33.21（6.59）	31.82（6.26）	*
反すう	.70**	18.78（5.03）	20.93（5.61）	***
気晴らし	.62**	7.01（2.54）	8.15（2.57）	***
社会的援助希求	.69**	11.28（3.46）	13.07（3.83）	***
攻撃	.63**	6.16（2.06）	6.37（2.04）	

* $p< .05$, ** $p< .01$, *** $p< .001$

表5.3.4　各変数間の相関係数

	Time 1					Time 2				
	課題解決	気晴らし	社会的援助希求	反すう	攻撃	課題解決	気晴らし	社会的援助希求	反すう	攻撃
身体化症状 time 1	-.02	.21**	.08	.39**	.31**	-.07	.16**	.03	.29**	.30**
強迫症状 time 1	-.03	.26**	.09*	.61**	.33**	-.06	.26**	.05	.50**	.33**
対人過敏症状 time 1	-.04	.27**	.08	.56**	.42**	-.08	.27**	.05	.48**	.39**
不安症状 time 1	-.07	.27**	.11**	.59**	.41**	-.11**	.25**	.10*	.51**	.39**
鬱症状 time 1	-.07	.26**	.10*	.56**	.35**	-.12**	.26**	.09*	.47**	.38**
身体化症状 time 2	-.05	.20**	.09*	.39**	.28**	-.15**	.19**	.06	.36**	.31**
強迫症状 time 2	-.04	.25**	.11**	.57**	.31**	-.13**	.25**	.07	.56**	.32**
対人過敏症状 time 2	-.07	.25**	.09*	.53**	.37**	-.15**	.29**	.05	.55**	.40**
不安症状 time 2	-.13**	.28**	.13**	.54**	.36**	-.22**	.26**	.12**	.54**	.39**
鬱症状 time 2	-.09*	.25**	.11**	.54**	.32**	-.19**	.29**	.09*	.56**	.38**

* $p< .05$, ** $p< .01$

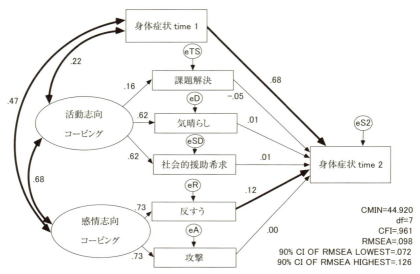

図5.3.1　身体化症状予測モデル

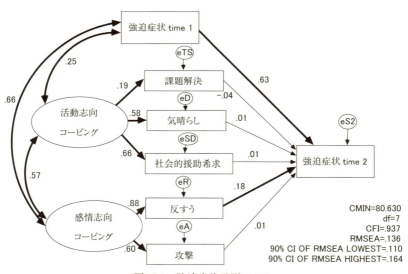

図5.3.2　強迫症状予測モデル

第5章 対処行動とストレス　109

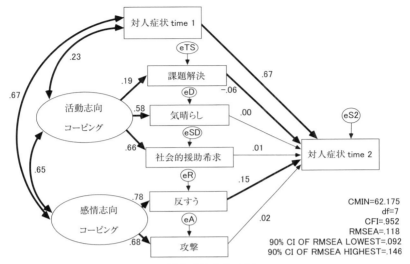

図5.3.3　対人過敏症状予測モデル

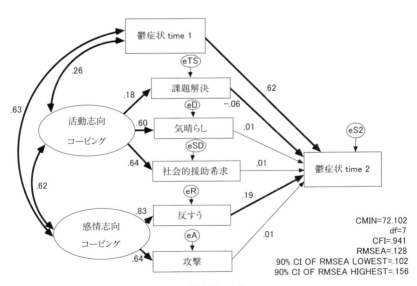

図5.3.4　鬱症状予測モデル

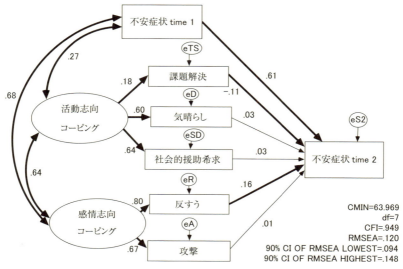

図5.3.5　不安症状予測モデル

た（表5.3.4）。

　図5.3.1から5.3.5にSEMの症状予測モデルの結果を示している。有意なパスを太い線で，有意でないパスを細い線で示している。反すうコーピングが全ての症状において予測因子となっていた。対人過敏症状，鬱症状そして不安症状については，課題解決コーピングが軽減するよう働いていることが示された。

5.3.3　考察

　本研究はCISS5因子モデル（Sakata et al., 2012）が学生サンプルだけでなく，成人サンプルにも応用可能かどうかを検証することをねらいとした。5因子モデルはCISS3因子モデル，4因子モデルそして5因子モデル間の比較において最も優れたモデル適合度を示した。性差に関しては課題志向コーピングを除いて，女性の方が全ての因子において男性よりも高得点であるという傾向が示された。性差についてはこれまでの研究の結果とも一致するところで

ある（Endler & Parker, 1990, 1994; Cosway et al., 2000）。しかしながら CISS の全体的因子構造は多母集団同時解析の結果にあるように，男女間で違いはなく，このことは CISS5因子モデルが安定した構造の尺度であるということを意味している。

　一方で，前方視的分析が明らかにしたように，コーピング方略，特に反すうコーピングはストレス症状と関連していることが示された。多くの研究において反すう行動は鬱症状や不安症状と関連があることが示されており（Fresco, Frankel, Mennin, Turk, & Heimberg, 2002; Ito, Tomita, Hasui, Otsuka, Katayama, Kawamura, et al., 2003; Nolen-Hoeksema, 2000; Nolen-Hoeksema, Girgus, & Seligman, 1992; Nolen-Hoeksema, Paeker, & Larson, 1994）本研究の結果もそれら先行研究の結果と一致した。それだけでなく，本研究では身体化症状，強迫症状，対人過敏症状，鬱症状そして不安症状という全ての症状変数を予測していた。つまり，反すうは症状横断的に心理的不適応を導くと言えるのであり，また反すうされる全ての領域に関して問題が生じることが考えられる。例えば，過去の失敗，将来，友人との関係や健康に関することなどはあれこれと悩むことのありうる領域であろう。これらのことで思い悩むことが，鬱，不安，対人関係過敏，そして身体化といった症状それぞれにつながっていく。それゆえ過去や将来や健康について思い悩んだとしても，それをあまり長引かせず，短時間で区切りをつけるようにすることは，健康を維持する最良の方法の1つである。各ストレス症状へとつながるメカニズムは男女で違いはないが，反すう行動を選択しやすい女性に対しては，反すうを唯一のコーピング方略として用いることのないよう心理教育を行っていくことも有効なのではなかろうか。この点については次のセクションの研究で検討する。また，男性よりも女性の方が反すうコーピングを行う傾向にあるということは，本研究の結果だけでなく，他の研究においても同様の報告がある（Nolen-Hoeksema, 2000; Nolen-Hoeksema, Paeker, & Larson, 1994）。しかしながら一方で，不快状態にある人々は，反すうコーピングを用いた方が，用いなかった場合

112

よりも導き出した問題解決策の質が良いという報告もある（Lyubomirsky & Nolen-Hoeksema, 1995）。反すうをする適切な目標を定めるという心理教育は，悲観的にのみ反すうする傾向のある人々にとっては有効なのであろう。

　本研究の結果，CISS の 5 因子モデルが幅広い年齢層において，統計学的にも臨床的にも適切で有用なものであるということが示された。

5.4　研究 3 : 反すう（Rumination）コーピングと自己効力感の関係

　根本的な問題解決から回避するようなコーピングや悪循環をまねくようなコーピングをネガティブコーピングというが，反すうを含むネガティブコーピングは高い鬱と関連がある（Cosway, Endler, Sadler, & Deary, 2000; Endler, Parker, & Butcher, 1993; Rayburn, Wenzel, Elliott, Hambarsoomians, Marshall & Tucker, 2005）。研究 1，2 においても，反すうコーピングと深刻なストレス反応の関連が示されたように，反すうを制御することはメンタルヘルスの維持に直結するといえる。

　ネガティブコーピングの選択に際して影響を与えるものの一つに自己効力感（self-efficacy）がある（Bandura, 1997）。Bandura は社会的学習理論に基づいて，自己効力感の概念を提唱する中で，自己効力感と結果効力感とを明確に区別している。前者は特定の行動をとる能力があるというその人の信念および予測を指し，後者は特定の行動が望む結果をもたらすという信念および予測のことである。Bandura（1977）によると，自己効力感の方が結果効力感よりも行動のより強い予測因子である。もともと Bandura（1985）は自己効力感を，特定の状況に対する特定の効力感と特徴づけたが，その後自己効力感の概念は修正され，全般的自己効力感として概念化されている（Maddux, Sherer, & Rogers, 1982）。これは望む結果につながるような行動を効果的にとれるという個人の能力についての特性的な期待として捉えられている。

第5章　対処行動とストレス　113

　ストレス研究の領域においては，自己効力感はストレッサーとストレイン
との関係を緩衝する個人内の資源であると捉えられている（Ladebo &
Awotunde, 2007）。特に職業性ストレスの領域では，仕事にやりがいを感じ熱
意をもって取り組む状態を「ワーク・エンゲージメント」と呼ぶが，それら
を高める心理的資本（psychological capital）の1つとして自己効力感が提唱さ
れている（Schaufeli & Dijkstra, 2010）。ワーク・エンゲージメントを高める心
理的資本にはそのほか，楽観性，希望，レジリエンスが挙げられている。ワ
ーク・エンゲージメントの観点からも重要な自己効力感であるが，その働き
は4つの作用メカニズムが提唱されている（Bandura, 1997）。1つ目は，自己
効力感はその人の能力の評価を予測し，その人の目標のレベルの設定につな
がるというもの。2つ目は動機付けの側面である。高い自己効力感は目標達
成のための粘り強さにつながる。逆もまた然りである（Cervone & Peake,
1986）。3つ目は，達成可能だと判断できる仕事内容の職業領域を選ぶとい
う事柄に影響を与えるものである。最後の1つは本研究で注目した感情の側
面である。自己効力感は鬱などの気分的・情緒的体験をどのようにコントロ
ールするのかということを予測するのである。言い換えると，低い自己効力
感の人は深刻な鬱症状が発現する危険性がある（Bandura, Taylor, Williams,
Mefford, & Barchas, 1985）。

　これまでの研究によって，低い自己効力感の人は高い負担感を呈する一方
で，高い自己効力感をもっている人はほとんど負担感を示さないことが分か
っている（Bandura, Cioffi, Taylor, & Brouilard, 1988; Maciejewski, Prigerson, &
Mazure, 2000）。しかしながら，自己効力感はストレスプロセスにおいて緩衝
効果（高いストレス状態のときにのみそれを和らげる効果）をもっているという
仮定がなされているにもかかわらず，自己効力感とストレス反応との関係に
ついての研究は少ない（Jex, Bliese, Buzzell, & Primeau, 2001）。また，低い自己
効力感は直接的あるいは間接的に深刻な鬱につながり，高い自己効力感は低
い鬱と関連があるとされているが，よい自己効力感の人であっても回避コー

ピングを用いる場合は，結果的に高い鬱を抱える可能性もある（Penland, Masten, Zelhart, Fournet, & Callahan, 2000）。それゆえ自己効力感はコーピングスキルと鬱の媒介である可能性もあるし，コーピング方略が自己効力感よりも鬱につながる大きな影響力をもっている可能性もある。

　そこで本研究では，研究1・2で示された，ストレス反応と強い関連がみられた反すうコーピングと自己効力感とがどのように鬱に影響しているか検証する。また，反すうコーピングは女性においてより高頻度にみられる（Nolen-Hoessema, 2000）ことを考慮して，ストレスモデルの分析は男女差についても検証する。本研究の対象者は学生であるが，学生の中には性別に関係なく深刻なレベルの鬱を抱えている人が少なくなく（Tomoda, Mori, Kimura, Takahashi, & Kitamura, 2000），それは長期的な精神的健康を考慮すると決して楽観できないことであり，学生サンプルにおけるストレスプロセスの分析はさまざまな領域に応用できるものと考えられる（Andrews & Wilding, 2004; Gotlib, 1984; Hammen, 1978; Kleinke, Staneski, & Mason, 1982; Morrison & O'Connor, 2005; Oyserman, & Markus, 1990）。

5.4.1　方法

対象

　研究1の対象者と同じであるため，対象者の説明は割愛する。9回の調査プロジェクト（詳細は研究1参照）の中で，本研究で使用した尺度についてはThe Coping Inventory for Stressful Situations（CISS; Endler & Parker, 1994）は第1回目で，Self-Efficacy Scale（SES; Sherer, Maddux, Mercandante, Prentice-Dunn, Jacobs, & Rogers, 1982）は第4回目で，そしてThe Self-rating Depression Scale（SDS; Zung, 1965）は第1第4，そして第9回目で測定された。最終的に407名の学生のデータが解析に使用された。77名が男性で330名が女性，平均年齢は18.9歳（SD=1.3）であった。男女間における年齢に有意差はなかった。

使用尺度

自己効力感：Self-Efficacy Scale（SES; Sherer, Maddux, Mercandante, Prentice-Dunn, Jacobs, & Rogers, 1982）における自己効力感は，"広範囲に及ぶ状況において効果的に対処してきたという比較的安定した信念"と定義される。SES はこの全般的自己効力感を測定する23項目 5 件法で評価する尺度である。本研究では， 3 因子構造の12項目短縮版を使用した（GSES-12; Bosscher & Smit, 1998）。 3 因子構造はそれぞれ，行動を開始しようとする意志の程度を指す Initiative，行動を完結させるための努力をしようとする程度を指す Effort，そして逆境でも粘り強く取り組もうとする意思の程度を指す Persistence である。Bosscher ら（1998）はそれぞれの下位尺度の内的整合性を $\alpha =.64$（Initiative）， $\alpha =.63$（Effort），そして $\alpha =.64$（Persistence）と報告している。

反すう：The Coping Inventory for Stressful Situation（CISS; Endler & Perker, 1990）を，Sakata らが日本人大学生を対象に得られたデータの確認的因子分析を行い抽出した反すう（Rumination）下位尺度を使用した（Sakata, Takagishi, & Kitamura, 2012）。反すう下位尺度の内的整合性は $\alpha =.85$である。

鬱：研究 1 で使用した The Self-rating Depression Scale（ZSDS; Zung, 1965）を鬱の測定に使用した。本研究では 7 項目からなる，情動因子を使用した（クロンバック $\alpha =.82$）。

統計解析

統計解析は 2 段階の手続きで行った。全ての変数の相関を検証したのち，GSES-12と CISS の確認的因子分析を行った。次に， 2 変量統計と確認的因子分析の結果に基づいて共分散構造分析によってパス解析を行った。

モデルの適合度に関してはカイ二乗値（CMIN），goodness-of-fit index（GFI），adjusted goodness-of-fit index（AGFI），comparative fit index（CFI），そして root mean square error of approximation（RMSEA）を使用

116

して評価された。標準的な評価基準によると望ましい適合度は，CMIN/df<2，GFI>0.95，AGFI>0.85，CFI>0.95，そして RMSEA<0.08となっている（Schermelleh-Engel, Moosbrugger, & Müller, 2003）。Akaike 情報基準（Akaike Information Criterion; AIC）はモデル間の比較のために使用した。AICの値がモデル間で2ポイント以上低いモデルはそうでないモデルよりも優れていると判断される。

　全ての統計解析は Statistical Package for Social Science（SPSS）16.0とAMOS 7.0を使用して行われた。

5.4.2　結果

GSES の確認的因子分析

　Bosscher ら（1998）が提唱した3因子構造を確認するため，GSES の確認的因子分析を行った。その結果，χ^2(49, n=407)=145.440($p<$ .001)，χ^2/df=2.97, GFI= .944, AGFI= .911, CFI= .900, RMSEA= .070という良いモデル適合度によって，GSES の3因子構造は支持された。また，クロンバックのアルファ係数は，Initiative= .60，Effort= .72，そして Persistence= .67であった。

　予測どおり，それぞれの項目の因子負荷量は全て統計的に有意であり，.47から .70という少なくとも中程度から大きな数値であった。因子負荷量は表5.4.1に示している。

CISS の確認的因子分析

　GSES の確認的因子分析同様，CISS も5因子構造を確認するために，確認的因子分析を行った。その結果，χ^2(388, n=407)=788.755($p<$ .001)，χ^2/df=2.03, GFI= .885, AGFI= .862, CFI= .900, RMSEA= .050という GFI を除く全てのモデル適合指標が許容範囲内の適合度を示した。この結果により，以下の共分散構造分析においては下位尺度の反すうを使用することとした。

第 5 章　対処行動とストレス　117

表5.4.1　GSES 確認的因子分析結果

	因子 1 Initiative			因子 2 Effort					因子 3 Persistence			
項目	9	13	16	1	3	11	12	17	5	15	19	23
因子負荷量	.49***	.58***	.63***	.56***	.70***	.56***	.47***	.66***	.64***	.66***	.55***	.61***

*** $p < .001$.

反すうの内的整合性は $\alpha = .85$ であった。

2 変量統計

　全ての変数の記述統計と，相関係数は表 5.4.2に示してある。予想通り，反すうは GSES の下位尺度と負の相関を示し（Effort は除く），time 1，time 2，time 3全ての鬱と正の相関があった。さらに，GSES の下位尺度は，Effort と鬱 time 1とを除く，time 1，time 2，time 3全ての鬱と負の相関があった。この結果は，高い自己効力感を持っている人はそうでない人よりも鬱の経験はより少なくなる傾向があることを示している。また，反すうコーピング方略を用いる傾向のある人はそうでない人よりも深刻な鬱を経験する可能性が高いことを示している。

　反すう，time 2と time 3の鬱に関しては性差が認められた。そのため，その後の解析において，男女の集団間における多母集団同時解析を行った。

表5.4.2　使用尺度の相関・平均値・標準偏差

	1	2	3	4	5	6	7	M	SD
1 性別									
2 反すう	-.114*	–						13.1	7.1
3 Initiative	-.094	-.211***	–					6.6	2.3
4 Effort	.011	-.019	.231***	–				10.7	3.6
5 ersistence	-.096	-.470***	.468***	.242***	–			8.6	2.8
6 鬱 time 1	.089	.561***	-.167**	-.059	-.376***	–		5.0	3.8
7 鬱 time 2	.125*	.443***	-.154**	-.186***	-.388***	.610***	–	4.8	4.1
8 鬱 time 3	.149**	.427***	-.126*	-.168**	-.365***	.576***	.713***	5.2	4.8

* $p < .05$, ** $p < .01$, *** $p < .001$

共分散構造分析（SEM）

全ての変数の因果関係の検証のために，確認的因子分析と相関分析の結果に基づいて，パスモデルが作成された。AMOSによるパス解析の結果は図5.4.1に示してある

モデル適合度に関しては，GFI= .966, AGFI= .904, CFI= .953, RMSEA= .103（90%信頼性域RMSEA最小値 = .077）という優れたモデル適合度が得られた。GSESから鬱time 3に引かれた因果経路を除く（-.06; p= .123）全てのパス係数が有意であった（$p<.01, p< .001$）。

この結果によって，自己効力感は鬱を緩和していないが，反すうが鬱につながっていることが示唆された。

多母集団同時解析

男性グループと女性グループとにおける多母集団同時解析に先立って行われたt検定の結果では，反すう，time 2とtime 3の鬱得点にそれぞれt（405）

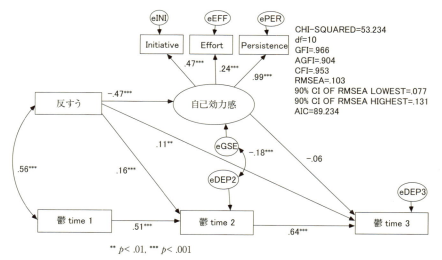

** $p< .01$, *** $p< .001$
図5.4.1　自己効力感・反すう・鬱のパス解析結果

第5章　対処行動とストレス　119

= −2.865, $p <$. 01; $t(405)$ = −3.457, $p <$. 01; and $t(405)$ = −2.313, $p <$ .05と男女差が
あることが示された。

多母集団同時解析の結果，モデル内の全てのパラメータに等値制約をした
モデルの方が，対応するパラメータに等値制約をしなかったモデルよりも良
いモデル適合を示した（それぞれ GFI= .957, AGFI= .912, CFI= .951, RMSEA=
.060, AIC= 126.110; GFI= .951, AGFI= .879, CFI= .949, RMSEA=076, AIC=139.037)。
それゆえ，結果はデータの等質性を示していると言える。つまり，男女間で
パス図の構造に差異はないことが示唆された。

5.4.3　考察

本研究では自己効力感とネガティブコーピング方略の1つである反すうの
どちらが鬱に対してより大きな影響力を持っているかということを検証した。
SEM の結果，反すうが自己効力感よりも大きな影響を与えているというこ
とが示された。

反すうが直接的に鬱につながるということは反すうに関する過去の研究の
報告と一致するところである（Ito, Tomita, Hasui, Otsuka, Katayama, Kawamura,
et al., 2003; Nolen-Hoeksema, Paeker, & Larson, 1994; Nolen-Hoeksema, Girgus, &
Seligman, 1992; Morrison & O'Connor, 2005)。しかしながら本研究では自己効力
感が直接的に鬱を軽減しないという結果となった。Jex ら（2001）は，自己
効力感が鬱を緩和するというデータを報告しているが，その効果はごくわず
かなものであり，自己効力感と鬱との関連を結論づけるには十分ではなかっ
た。このことは今回の結果から，コーピングの変数がより大きな影響因とな
っていたからであるという解釈が成り立つ。

Bandura（1977）によると効力期待は，目標を達成する，あるいはストレ
スフルな状況を上手く処理するためにその人が特定の方法で行動することが
どの程度うまくできるかという予測ないしは判断である。しかし本研究の結
果からは十分な自己効力感を持っている場合でさえ，反すうのようなネガテ

ィブなコーピング方略に頼れば，鬱は発生しうることがいえる。さらに悪いことに，一度第一選択肢として反すうコーピングを採用すれば，それはその人の自己効力感を低減させることにつながってしまうのである。相関分析では自己効力感と鬱に高い相関があることが示された。この結果はBanduraの理論を部分的には支持しているといえるが，より重要なことはコーピングの選択であろう。このことに関しては，コーピング方略を選択する前に自己効力感を測定した縦断的モデルによって解明される必要があろう。

　そして，反すう，time 2とtime 3鬱という3つの変数においては性差がみられたものの，鬱予測モデル（図5.4.1）の多母集団同時解析ではデータの等質性が確認された。また，鬱は男性よりも女性の方が経験しやすいということはよく知られていることであるが，鬱の発現プロセスは男女ともに似ている。それゆえ，性別にかかわらずいかに反すう行為に陥らないようにするかが，鬱の発現の防止や精神的健康を維持する上で重要であるといえよう。一方で，Nolen-Hoeksemaら（1999）は反すう反応をする傾向のある遺族においては，彼らの心理的苦痛を緩和する助けになったことを報告している（Nolen-Hoeksema & Davis, 1999）。この結果を考慮すると，反すうそれ自体は必ずしも害悪であるとは言えない。しかしながら，学生時代というものは概して人生の転換期であり（Oyserman & Markus, 1990），進路問題・友人関係・勉強の成績など，反すうに陥りがちな彼ら特有のさまざまな事柄への対処が求められる。それゆえ少なくとも，彼らの自己効力感を減退させてしまわないように，反すうに費やす時間はコントロールするべきであろうし，そしてそのためにもより多くのコーピング方略をもつことが重要であろう。

　本研究では興味深い結果が得られたがいくつかの限界がある。今回はコーピングの中でも反すうに焦点を当てたが，コーピングを選択するプロセスと，どの程度そのコーピングを使用するのか，または使いすぎるのかという点を明らかにすることについては今後の研究の課題の1つである。対象者の年齢もまた結果の一般化については限界がある。本研究の対象者は学生であった

が，自己効力感のワーク・エンゲージメントの寄与を考えると特に労働者人口によって今回のモデルが応用可能かを検証することが重要である。

5.5　ま　と　め

　コーピング測定尺度のうち，比較的信頼性と妥当性が立証されているCISS について，さらなる心理測定上の特性の検証を一連の研究で行った。いまだ共通認識が得られていない因子構造について，研究１と研究２でCISS の因子構造を行い，独自の５因子構造の提案がなされた。さらに，この５因子のうち本研究では反すうコーピングがさまざまなストレス症状を予測していることも明らかとなった。研究３ではその反すうコーピングに焦点化し，ストレス症状の主要な予測因子の１つと認識されている自己肯定感とどちらがより強い影響力があるか検証した。その結果，反すうコーピングという行為の方が自己肯定感というパーソナリティの一部を構成する内的構成概念よりも強い影響があることが示された。

　労働者サンプルおよび臨床サンプルへの適用という点で限界が残されてはいるものの，CISS5因子構造は心理測定尺度として心理測定上の条件をクリアした信頼性のある尺度としての活用が，研究上および臨床上において期待される。また，反すうコーピングの影響の重要性はこれまでにも強調されてきたところではあるが，自己効力感よりも大きなインパクトを持つこともある行動だという理解のもと，より過剰な反すうの予防に注意を払ったストレスマネジメントが望まれる。

第6章

結 論

6.1 研究結果のまとめ

　本論文では職業性ストレスについて，ストレッサー－ストレス反応を軸とした，さまざまな心理社会的影響要因との関連を検証し考察を行った。本章ではそれぞれの研究の結果を予防医学の観点から，ストレス状況や危機的状況への介入について述べる。

　第1章では，これまでの職業性ストレス研究について概観を行った。Selye が1930年代半ばにストレス概念を提唱して以来，約80年もの間ストレス研究が蓄積されてきているが，職業性ストレスはそのストレス研究の職業領域への応用であり，いくつかの研究課題が残されていることを再確認した。また，応用的精神医学・心理学的意味合いの強い領域であるということと，それゆえ，ストレッサーや労働者集団の特性など，変化しうる変数について研究データのアップデートが重要であることが確認された。日本では平成27年12月1日施行の労働者のストレスチェック及び面接指導の制度がすでに実施され始めた。このことにより，労働者のメンタルヘルスの維持の向上が望まれるだけでなく，種々の労働者の状況が明らかになり，研究も進展してくことが期待されよう。

124

　第2章では，日本における現代特有の職業性のストレッサーの1つとして，2005年以降急速に進んだ市町村の合併による種々の変化に注目し，市町村の合併によるストレス測定尺度の開発を行い，さらに，職業性ストレス研究において統合的モデルとして認識されている影響要因モデルを構築しデータの解析を行った。市町村の合併は，地方公務員の職場に直接的に影響するものであり，このことによる職場環境の変化は職業ストレッサーとして作用することが明確に示されたが，重要な点の1つは，市町村合併の影響は因子分析によって「仕事量の増大」と「無価値感」の2つの要素に分けられたということである。Hertzberg ら（1959）は2要因理論（Motivation-Hygiene Theory）によって，仕事上の満足感は不満足につながる衛生要因（Hygiene component）と，満足につながる動機付け要因（Motivation component）は全く異質のものであり，両者への十分な配慮が仕事上の満足感，長期的には精神的健康につながるということを提唱した（Hertzberg, Mausner, & Snyderman, 1959）。この理論は現在でもさまざまな議論が行われているが，本研究の結果を踏まえると職業性ストレッサーを精神的健康との関連で考える上でも有用である。市町村合併ストレッサーの因子分析の結果は，仕事の量と質の双方の配慮の必要性を示唆している。職場環境の変化を含めた仕事ストレッサーは，単に多い少ないという次元，つまり衛生要因だけでなく，それぞれの労働者にとってどのような意味づけがなされているかという結果的に個々の労働者の動機づけにつながる点に注目することが，労働者の健康を維持する上で重要なこととなるのである。今回は市町村合併という事態とそれに伴う公務員のストレス状況に注目したが，これは企業の合併や買収などの職場状況の根本的変化にも応用して検討していけるだろう。

　また，研究2ではKarasekの仕事要求コントロールモデルに基づき，職場環境の変化という非日常的なストレッサーに及ぼす裁量権の影響も検討した。裁量権はストレス反応と負の相関を示しており，裁量権の程度による集団のストレス構造の異質性が考えられた。しかしながら，裁量権が高い群と

低い群との群間比較を行い，そのストレス構造の違いを検証したが，結果は
モデル構造の同質性を示していた。構造の異質性は発見されなかったが，裁
量権とストレッサー，ストレス反応と負の相関，そしてソーシャルサポート，
自尊心との正の相関とモデル図の構造を考慮すると，職業性ストレッサーは，
量，質，そして裁量権の程度の3つの次元で捉えることが，介入の観点とし
ては重要であると言えよう。単純に仕事量が多ければ負担となるが，その仕
事に意欲を持って取り組むことができるかは一人ひとり意味合いが異なる。
また，仕事量の増大に合わせ裁量権も付帯してゆけば労働者のメンタルヘル
スは向上していくのである。

　第3章では，職業性ストレスプロセスの重要な影響要因の1つである個人
内特性として，自尊心と対人依存性のストレス反応との関連を調べた。低い
自尊心と高い対人依存性が深刻な鬱につながることはこれまでの研究で明ら
かにされているが（Birtchnell, 1984; Hirshfeld et al., 1976; Vrasti et al., 1988），本
研究では気質的に有する安定して示される対人依存性の程度という「特性的
対人依存性」と，何らかの刺激に反応した「状態としての対人依存性」，同
様に，気質的に有する安定して示される鬱傾向という「特性的鬱」と「状態
としての鬱」が存在するという観点からその関係性を検証した。その結果，
鬱症状はストレッサーの影響を受けて惹起される状態としての鬱と，自尊心
の程度から影響を受けて予測される基礎的な鬱レベルを決定する特性として
の鬱，同様にストレッサーの影響を受けて惹起される状態としての対人依存
性と，基礎的な対人依存レベルを決定する特性としての対人依存性が確認さ
れた。ストレッサーを調整することはストレスマネジメントの上で重要であ
ることは間違いないものの，この結果を踏まえると，ストレッサーの検討が
上手くいかない場合，あるいはストレスマネジメントの最初の時点から，個
人の内面的要因に注目してストレスプロセスに介入することの有用性と重要
性があることが示唆されたといえる。近年，従業員支援プログラム
（Employee Assistance Program; EAP）など職場におけるメンタルヘルスの維持

増進のための包括的プログラムが浸透してきている（Walsh, 1982）。EAP には職員全体の共通認識としての研修会や，上司の訓練などのほか，コンサルテーションやカウンセリングといった個別の介入も含まれる。また，EAPのような包括的なプログラムでなくとも職場で精神的不調（身体的不調も含む）を患った場合，なされる介入の主なものの 1 つは個別のカウンセリングである。カウンセリングの種々のアプローチや理論は，それそのものに志向やねらいはあるものの本研究の結果を踏まえると，職業性ストレスにおけるカウンセリングによる介入は，ストレッサーの認識を含む個々人の内面の問題に焦点づけること，特に特性と状態の理解がカウンセリングのねらいとされることが有効であるといえる。

　第 4 章では，ストレスプロセスの緩衝要因の主要なもののひとつであるソーシャルサポートについて検討した。本来ソーシャルサポートは文字通り人を支えるサポートであるが，Taylor ら（2007）の報告にもあるように，それが害悪になる場合もあり，そのメカニズムは単純ではない。本研究では，ソーシャルサポートは職場内の期待されたサポート（perceived support）に注目した。また，ソーシャルサポートと密接な関連がある個々人の自己観（Self-Construal）のストレス反応への影響を調べた。結果が示したのは，ソーシャルサポートが高いほどストレス反応を緩和するという単純な影響ではなく，ソーシャルサポートが高いことに加え，個人の自己観が相互独立性であることがストレス低減効果につながるということであった。言い換えると，十分なソーシャルサポートを基礎とした上で，自己を他から切り離されたものとして捉え自己の中の誇るべき属性を見出し，表現していく主体として自己を位置づける傾向が強い場合に，ストレス反応が低減されるということである。ただ，十分なソーシャルサポートと強い相互独立的自己観傾向の組み合わせは，決して職場における協調性を無視できるということではない。自己観を測定した尺度の平均値からも，やや相互独立的自己観が強いということがストレス反応に意味をもつようであり，言い換えると，職場内での協調

性は大切にしつつも主体性をもって仕事や職場の人間に関わる態度が必要とされているということであろう。日本の文化では集団の和や協調性といったものはやはり重視される。興味深い点は，今日の日本の職場においては協調性と同時に，労働者一人ひとりが独自の強みを持つことが求められているということであろう。現代の日本の労働者は，この一見すると矛盾した要求に応えていかなければならないのであり，さらに具体的なあり方は職場特性にもよるだろうから，メンタルヘルスの維持はこの点からもいよいよ重要視すべき時代なのである。

　さらに近年ではソーシャルサポートを提供することの効果も検証されている（堀田・大塚，2014）。ここで分かっていることは，ソーシャルサポートを提供することで，一時的に負担は増大するが，長期的にはそのことでさらにサポートの返報を受け，ストレス反応が低下することである。ソーシャルサポートを提供する態度は，相互独立的自己感がそうさせる点もあろうし，相互協調性自己感の力も必要であろう。まさに日本の職場に求められるのは，このような相互の援助的態度の強化とも言えよう。多くの日本人はその文化特性から，自ら援助の差し出しを申し出ることは躊躇してしまいがちである。しかしながら，近年発生した大災害では，多くの援助が有形無形に提供された。その結果，人々は実にさまざまなつながりをもった。サポート負担による一時的なストレスは大きな返報となり大災害という悲惨な状況を乗り越える姿がいたるところにみられた。つまり，職場内というミクロの視点でお互いを助け合うことも，大災害という大きな事態でない分すぐにその返報を得られることは明らかなのである。

　第5章では，心理学的ストレス研究の中心的課題の1つであるコーピングについて労働者のストレス反応との関連を検証した。コーピングはソーシャルサポートと同様に，その概念は広くメカニズムも複雑であると認識されている。そのため，コーピングに関する研究を行う上では，各研究で捉えているコーピングの定義付けとそのための測定ツールの選定が重要となってくる。

本研究ではこれまでのコーピング研究を概観し実証研究の結果の安定性を鑑みて，コーピングを刺激に対する反応としての行為ではなく，個人の中にある程度安定して存在する気質的特性として捉えた。測定尺度は Endler と Parker（1994）の Coping Inventory for Stressful Situations（CISS）を使用した。この尺度はほかのコーピング測定尺度と比して信頼性や妥当性の検証がなされた信頼できる尺度ではあるものの，日本人人口における検証を行った研究は少なく，日本人以外のサンプルではいくつかの異なる因子構造も提案されているため，尺度の因子構造と信頼性・妥当性の検証も行った上でストレスプロセスを検討した。その結果，これまで提唱されていなかった5因子構造という新たな因子構造が確認された。この因子構造はまた，心理統計学上の性質が優れているというだけでなく，臨床応用としてもいくつかの興味深い点が示唆された。特に年齢層や性別を問わず，また，鬱や不安といった精神症状だけでなく身体症状や対人的問題をも予測するコーピングとして「反すう（rumination）」がその共通因子となっていることである。また，症状軽減につながるコーピングとしては，問題そのものをなくそうとするコーピングや気晴らし，社会的援助を求める行為など行動を起こそうとするコーピングが確認された。カウンセリング場面では自己理解をねらいとして内省や洞察を目指そうとする志向もあるが，問題解決志向カウンセリング（Solution-Focused Therapy; O'Connel, 2005）も目の前の問題に対処していかなければならない仕事場面では重要視される。問題解決志向カウンセリングは原因（≒ストレッサー）よりも解決（≒コーピング）がどうあるべきかに焦点を当てて対話を進める。その際，本研究の結果を考慮すると，考え込みすぎず，まずは何らかの行動をおこしてみる（active oriented coping）態度が精神的健康につながるといえる。ただ，職場には短期的に問題解決が可能なストレッサーは多くはない。むしろ長期的に取り組む必要のある事態は多い。その点を踏まえると，問題を解決しようする意欲や努力が継続されるよう，上手に気分転換をする必要もある。Shimazu と Schaufeli（2007）のいう「いか

第6章 結論 129

に働くか」から「いかに休むか」の考えの切り替えが求められているのである。教師や看護師など対人援助職に特に言われることであるが，その労働とプライベートの境界が曖昧になることはバーンアウト（burnout：Maslach, Schaufeli, & Leiter, 2001）につながりうる。上手に切り替えるための工夫やそのための影響因などは今後の課題であろう。

　反すうについては従来の研究でそのネガティブなアウトカムが述べられてきたところではあるものの，本研究ではストレス反応を軽減する機能をもつ自尊心の働きすらも凌駕する影響力をもっていることが示された。仕事を遂行する上で，業務そのものについても，上司や同僚との人間関係についてもいろいろと考えを思い巡らせてしまうことは往々にして生じるだろう。しかし，反すうをいかにコントロールするかということの重要性は，職業性メンタルヘルスの領域においてはこれまで以上に認識する必要があろう。

　一連の研究によって，今日のストレス研究の主要テーマである，(1) ストレッサー，(2) 緩衝要因と対処行動，そしてアウトカムとしての種々の (3) ストレス反応について，現時点での1つの現状とそこから推察される予防的介入の糸口がそれぞれ示された。

6.2　今後の課題と展望

　最後に本書で取り上げたすべての研究に共通する限界について言及したい。本研究は縦断研究モデルを用いて種々の要因の因果関係を明らかにすることを目指した。しかしながら，調査時点のインターバルは平均3ヶ月であり，それ以上の時間経過に伴う変化は明らかではない。長期的展望のデザインによる研究では，理論上はポジティブな働きをもつことに異論のない問題解決型対処行動（problem-focused coping）も，気分転換の有無など他の要素の影響によってはネガティブに作用することも報告されている（Shimazu & Schaufeli, 2007）。このように，職業性ストレスは決して短期的な展望だけで

130

見通すことのできる研究領域ではないため，今後はより詳細な因子間関係を明らかにするためには，さらに長いインターバルを置いた長期的な追跡研究が必要であろう。

　対象者も本研究の限界がある。本研究の対象は2箇所の職場におけるストレス調査研究を柱としている。1つの対象は地方公務員であり，種々の職種の労働者が参加しているため，厳密には2種類以上の職場の現状を取り扱ってはいる。ただ，それでも Perrewé & Ganster（2010）が述べるように，広い範囲の職場の状況を取り扱うこと，そしてその職場ごとに特有のストレッサーを把握することは職業性ストレスの研究において，常に課題となりうる。本研究で提案した種々のモデルが，本研究の対象者以外でも応用可能であるか今後の研究で検討していくことが望まれる。

　最後に，本書で何度も触れてきたが2017年12月1日からは労働安全衛生法の改正による，労働者のストレスチェックと面接指導が義務付けられたことについて言及したい。この制度は事業所に対する義務だけでなく，チェック後のサポートのあり方まで具体的に示されている。職業性ストレスに対する具体的なサポート体制が日本の労働環境に配置されたことは，労働者一人ひとりの福祉的利益の向上とともに，ストレスリテラシーとでも言うべき基本的な心理的ストレスの知識の獲得がなされることが期待できる。職業性ストレスでは仕事上でのポジティブな体験がポジティブな感情を生み，さらに仕事へコミットすることが明かになっている（Fredrickson, 2001）。ストレスのセルフケアが十分になされれば，さらなる労働の成功体験につながりうる。そしてこの取り組みには努力義務ではあるが，集団的分析結果を職場環境の改善のために活用することが進められている。個々の職場の活用とともに，それらがより汎用性のある活動となるような裏付けとなる研究も蓄積されていくことが望まれる。

引 用 文 献

Addolorato, G., Mirijello, A., D'Angelo, C., Leggio, L., Ferrulli, A., Abenavoli, L. et al. (2008). State and trait anxiety and depression in patients affected by gastrointestinal diseases: psychometric evaluation of 1641 patients referred to an internal medicine outpatient setting. *International Journal of Clinical Practice, 62,* 1063-1069.

Alexander, F. (1950). *Psychosomatic Medicine: Its Principles and Applications.* New York: Norton.

Andrews, B., & Wilding, J. M. (2004). The relation of depression and anxiety to life-stress and achievement in students. *British Journal of Psychology, 95,* 509-521.

Appley, M. H., & Trumbull, R. (1967). On the concept of psychological stress. In Appley MH, Trumbull R (eds.), *Psychological stress* (pp. 1-13). New York: Appelton Century Crofts.

Averill, J. R. (1973). Personal control over aversive stimuli and its relationship to stress. *Psychological Bulletin, 80,* 286-303.

Baaren, R. B., Maddux, W. W., Chartrand, T. L., Bouter, C., & Knippenberg, A. (2003). It takes two to mimic: Behavioral consequences of self- construals. *Journal of Personality and Social Psychology, 84,* 1093-1102.

Banaji, M. R., & Prentice, D. A. (1994). The self in social contexts. *Annual Review of Psychology, 45,* 297-332.

Bandura, A. (1977). Self-efficacy. *Psychological Review, 84,* 191-215.

Bandura, A. (1985). Catecholamine secretion as a function of perceived coping self-efficacy. *Journal of Consulting and Clinical Psychology, 53,* 406-414.

Bandura, A. (1997). *Self-efficacy: The exercise of control.* New York: Freeman.

Bandura, A., Cioffi, D., Taylor, C. B., & Brouillard, M. E. (1988). Perceived self-efficacy in coping with cognitive stressors and opioid activation. *Journal of Personality and Social Psychology, 55,* 479-488.

Bandura, A., Taylor, C. B., Williams, S. L., Mefford, I. N., & Barchas, J. D. (1985). Catecholamine secretion as a function of perceived coping self-efficacy. *Journal of Consulting and Clinical Psychology, 53,* 406-414.

Barrera, M., Jr., Sandler, I. N., & Ramsay, T. B. (1981). Preliminary development of a scale of social support: Studies on college students. *American Journal of Community Psychology, 9,* 435-447.

Barrick, M. R., & Mount, M. K. (1996). Effects of impression management and self-deception on the predictive validity of personality constructs. *Journal of Applied Psychology, 81,* 261-272.

Beehr, T. A., & Newman, J. E. (1978). Job stress, employee health, and organizational effectiveness: A facet analysis, model, and literature review. *Personal Psychology, 31,* 665-699.

Birtchnell, J. (1984). Dependence and its relationship to depression. *British Journal of Medical Psychology, 57,* 215-225.

Blackburn, I. M., Jones, S., & Lewin, R. J. P. (1986). Cognitive style in depression. *British Journal of Clinical Psychology, 25,* 241-251.

Blazer, D. G. (1982). Social support and mortality in an elderly community population. *American Journal of Epidemiology, 115,* 684-694.

Bolger, N., & Eckenrode, J. (1991). Social relationships, personality, and anxiety during a major stressful event. *Journal of Personality and Social Psychology, 61,* 440-449.

Bolger, N., & Zuckerman, A. (1995). A framework for studying personality in the stress process. *Journal of Personality and Social Psychology, 69,* 890-902.

Bornstein, R. F., Ng, H. M., Gallagher, H. A., Kloss, D. M., & Regier, N. G. (2005). Contrasting effects of self-schema priming on lexical decisions and interpersonal stroop task performance: Evidence for a cognitive/interactionist model of interpersonal dependency. *Journal of Personality, 73,* 731-762.

Bosscher, R. J., & Smit, J. H. (1998). Confirmatory factor analysis of General Self-efficacy Scale. *Behaviour Research and Therapy, 36,* 339-343.

Brown, G. W., Andrews, T., Harris, T., Adler, Z., & Bridge, L. (1986). Social support, self-esteem and depression. *Psychological Medicine, 16,* 813-831.

Caplan, G. (1974). *Support systems and community mental health.* New York: Behavioral Publications.

Cartwright, S., & Cooper, C. (1997). *Managing workplace stress.* Thousand Oaks, CA: Sage.

Campion, M. A., & Lord, R. G. (1982). A control systems conceptualization of the goal-setting and changing process. *Organizational Behavior and Human Performance, 30,* 265-287.

Carver, C. S., & Scheier, M. F. (1981). *Attention and self-regulation: A control-theory approach to human behavior.* New York: Springer-Verlag.

Cassel, J. (1976). The contribution of the social environment to host resistance. *American Journal of Epidemiology, 104,* 107-123.

Cattell, R. B. (1966). The scree test for the number of factors. *Multivariate Behavioral Research, 1,* 245-276.

Cerhan, J. R., & Wallace, R. B. (1997). Change in social ties and subsequent mortality in rural elders. *Epidemiology, 8,* 475-481.

Cervone, D., & Peake, P. K. (1986). Anchoring, efficacy, and action: The influence of judgmental heuristics on self-efficacy judgments and behavior. *Journal of Personality and Social Psychology, 50,* 492-501.

Chodoff, P. (1972). The depressive personality. *Archives of general psychiatry, 27,* 666-673.

Crocker, J., Brook, A. T., Niiya, Y., & Villacorta, M. (2006). Pursuit of self-esteem: Contingencies of self-worth and self-regulation. *Journal of Personality, 74,* 1749-1772.

Cohen, S. (1988). Psychosocial models of the role of social support in the etiology of physical disease. *Health Psychology, 7,* 269-297.

Cohen, S. (2004).Social relationships and health. *American Psychologist, 59,* 676-684.

Cohen, S., Gottlieb, B., & Underwood, L. (2000). Social relationship and health. In S. Cohen, L. Underwood, & B. Gottlieb (Eds.), *Social support measurement and intervention: A guide for health and social scientists* (pp. 3-25). New York: Oxford University Press.

Cohen,F., & Lazarus, R. S. (1973). Active coping stress, coping dispositions and recovery from surgery. *Psychosomatic Medicine, 41,* 109-118.

Cohen, W., & Wills, T. A. (1985). Stress, social support, and the buffering hypothesis. *Psychological Bulletin, 98,* 310-357.

O'Connel, B. (2005). *Solution-Focused Therapy (2ⁿᵈ ed.).* California: Sage

Cooper, C. L. (2004). *Handbook of stress, medicine and health (2ⁿᵈ ed.).* Florida: CRC Press.

Cooper, C. L., & Dewe, P. (2004). *Stress: A Brief History.* Oxford: Blackwell Publishing Ltd.

Cooper, C. L., & Marshall, J. (1976). Occupational sources of stress: A review of the literature relating to coronary heart disease and mental ill health. *Journal of Occupational Psychology, 49,* 11-28.

Cooper, C. L., Dewe, P., & O'Driscoll, M. (2001). *Organizational Stress: A Review and Critique of Theory, Research and Applications.* Thousand Oak, California: Sage.

Cosway, R., Endler, N. S., Sadler, A. J., & Deary, I. J. (2000). The Coping Inventory for Stressful Situations: Factorial structure and associations with personality traits and psychological health. *Journal of Applied Behavioral Research, 5,* 121-143.

Crocker, J., Brook, A. T., Niiya, Y., & Villacorta, M. (2006). Pursuit of self-esteem: Contingencies of self-worth and self-regulation. *Journal of Personality, 74,* 1749-1772.

Cropley, M., Steptoe, A., & Joekes, K. (1999). Job strain and psychiatric morbidity. *Psychological Medicine, 29,* 1411-1416.

Cross, S. E. (1995). Self-construals, coping, and stress in cross-cultural adaptation. *Journal of Cross-Cultural Psychology, 26,* 673-697.

Cross, S. E. (2001). The independent self-construal and social support: The case of persistence in engineering. *Personality and Social Psychology Bulletin, 27,* 820-832.

Cross, S. E., Bacon, P. L., & Morris, M. L. (2000). The relational-interdependent self-construal and relationships. *Journal of Personality and Social Psychology, 78,* 791-808.

de Lange, A. H., Taris, T. W., Kompier, M. A., Houtman, I. L. D., & Bongers, P. M. (2003). "The very best of the millennium" : Longitudinal research and the demand-control (support) model. *Journal of Occupational Health Psychology, 8,* 282-305.

Danesh, H. B. (1977). Anger and fear. *American Journal of Psychiatry, 134,* 1109-1112.

Day, A., Scott, N., & Kelloway, E. K. (2010). Information and communication technology: Implications for job stress and employee well-being. In P. L. Perrewé D. C. Ganster (eds.), *New Developments in Theoretical and Conceptual Approaches to Job Stress* (pp. 317-350). Bingley, UK: Emerald Group Publishing

引 用 文 献　　135

Limited.

Derogatis, L. R., Lipman, R. S., Rickels, K., Uhlenhuth, E. H., & Covi, L. (1974). The Hopkins Symptom Checklist (HSCL): A self-report symptom inventory. *Behavioral Science, 19*, 1-15.

Dolan, S. L. (2007). *Stress, self-esteem, health and work*. New York: Palgrave Macmillan.

Druley, J. A., & Townsend, A. L. (1998). Self-esteem as a mediator between spousal support and depressive symptoms: A comparison of healthy individuals and individuals coping with arthritis. *Health Psychology, 17*, 255-261.

Durkheim, E. (1951). *Suicide*. New York: Free Press.

Edwards, J. R. (1992). A cybernetic theory of stress, coping, and well-being in organizations. *Academy of Management Review, 17*, 238-274.

Edwards, J. R., & Cooper, C. L. (1988). Research in stress, coping and health: Theoretical and methodological issues. *Psychological Medicine, 18*, 15-20.

Endler, N. S., & Parker, J. D. A. (1990a). *Coping Inventory for Stressful Situations (CISS): Manual*. Toronto: Multi-Health Systems.

Endler, N. S., & Parler, J. D. A. (1990b). Multidimensional assessment of coping: A critical evaluation. *Journal of Personality and Social Psychology, 58*, 844-854.

Endler, N. S., & Parker, J. D. A. (1994). Assessment of multidimensional coping: Task, emotions, and avoidance strategies. *Psychological Assessment, 6*, 50-60.

Endler, N. S., & Parker, J. D. A. (1999). *Coping Inventory for Stressful Situations (CISS): Manual (2nd ed.)*. Toronto: Multi-Health Systems.

Endler, N. S., Parker, J. D. A., & Butcher, J. N. (1993). A factor analytic study of coping styles and the MMPI-2 content scales. *Journal of Clinical Psychology, 49*, 523-527.

Eysenck, H. J. (1991). *Smoking, personality and stress: Psychosocial factors in the prevention of cancer and coronary heart disease*. New York: Springer-Verlag.

Fail, A., Hanson, B. S., Isacsson, S. O., & Ostergren, P. O. (1992). Job strain and mortality in elderly men: Social network, support, and influence as buffers. *American Journal of Public Health, 82*, 1136-1139.

Ferrari, J. R. (1994). Dysfunctional procrastination and its relationship with self-esteem, interpersonal dependency, and self-defeating behaviors. *Personality and Individual Differences, 17*, 673-679.

Fodor, E. M. (1995). Subclinical manifestations of psychosos-proneness, ego strength, and creativity. *Personality and Individual Differences, 18*, 635–642.

Folkman, S. (1984). Personal control and stress coping processes: A theoretical Analysis. *Journal of Personality and Social Psychology, 46*, 839–852.

Folkman, S., & Lazarus, R. S. (1980). An analysis of coping in middle-aged community sample. *Journal of Health and Social Behavior, 21*, 219–239.

Folkman, S., & Lazarus, R.S. (1985). If it changes it must be a process: A study of emotion and coping during three stages of a college examination. *Journal of Personality and Social Psychology, 48*, 150–170.

Folkman, S., & Lazarus, R.S. (1988). *Manual for the Ways of Coping Questionnaire: Research edition*. Palo Alto, CA: Consulting Psychologists Press.

Fredrickson, B. L. (2001). The role of positive emotions in positive psychology: The broaden-and-build theory of positive emotions. *American psychologist, 56*, 218.

Fresco, D. M., Frankel, A. N., Mennin, D. S., Turk, C. L., & Heimberg, R. G. (2002). Distinct and overlapping features of rumination and worry: The relationship of cognitive production to negative affective states. *Cognitive Therapy and Research, 26*, 179–188.

古川壽亮，鈴木ありさ，斎藤由美，濱中淑彦（1993）．CISS（Coping Inventory for Stressful Situations）日本語版の信頼性と妥当性：対処行動の比較文化的研究への一寄与　精神神経学雑誌, 95（8）, 602–621.

Gelfand, M. J., Triandis, H. C., & Chan, D. K. (1996). Individualism versus collectivism or versus authoritarianism? *European Journal of Social Psychology, 26*, 397–410.

Gittell, J. H. (2009). *High performance healthcare: Using the power of relationships to achieve quality, efficiency and resilience*. McGraw Hill Professional.

Golembiewski, R. T., Munzenrider, R. F., & Carter, D. (1983). Phases of progressive burnout and their work-site covariants. *Journal of Applied Behavioral Science, 13*, 461–482.

Gotlib, I. H. (1984). Depression and general psychopathology in university students. *Journal of Abnormal Psychology, 93*, 19–30.

Grebner, S., Elfering, A., & Semmer, N. K. (2008). Subjective occupational success as a resource. In S. McIntyre & J. Houdmont (eds.), *Occupational health psychology: European perspectives on research, education and practice* (Vol. 2).

Maia, Portugal: ISMAI Publishing.

Hackett, G., & Betz, N. E. (1981). A self-efficacy approach to the career development of women. *Journal of Vocational Behavior, 18*, 326-339.

Hammen, C. L. (1978). Depression, distortion, and life stress in college students. *Cognitive Therapy and Research, 2*, 189-192.

Harrison, R. V. (1978). Person-environment fit and job stress. In Cooper CL & Payne R (eds.), *Stress at Work*. New York: John Wiley & Sons.

Hertzberg, F., Mausner, B., & Snyderman, B. B. (1959). *The motivation to work.* New York: Wiley.

Higgins, J. E., & Endler, N. S. (1995). Coping, life stress, and psychological and somatic distress. *European Journal of Personality, 9*, 253-270.

Hirsh, B. G., Engel-Levy, A., Du Bois, D. L., & Hardesty, P. H. (1990). The role of social environments in social support. In B. R. Sarason, I. G. Sarason, & G. R. Pierce (eds.), *Social support: an interactional view* (pp. 367-393). New York: John Wiley & Sons.

Hirshfeld, R. M. A., Klerman, G. L., Chodff, P., Korchin, D. J., & Barrett, J. (1976). Dependency – self-esteem – clinical depression. *Journal of the American Academy of Psychoanalysis, 4*, 373-388.

Hirshfeld, R. M. A., Klerman, G. L., Gough, H. G., Barrett, J., Korchin, D. J., & Chodff, P. (1977). A measure of interpersonal dependency. *Journal of Personality Assessment, 41*, 610-618.

Holes, T. H., & Masuda, M. (1974). Life change and illness susceptibility. In Dohrenwend BS, & Dohrenwend BP (eds.), *Stressful life events; Their nature and effects* (pp. 45-72). New York: John Wiley & Sons.

Holes, T. H., & Rahe, R. H. (1967). The social readjustment rating scale. *Journal of Psychosomatic Research, 11*, 213-218.

堀田裕司, 大塚泰正 (2014). 製造業における労働者の対人的援助とソーシャルサポート・職場ストレッサー・心理的ストレス反応・活気の関連. 産業衛生学雑誌, 56, 259-267.

Hurrell, J. J., & McLaney, M. A. (1988). Exposure to job stress: A new psychometric instrument. *Scandinavian Journal of Work, Environment, and Health, 14*, 27-28.

Hyland, M. E. (1987). Control theory interpretation of psychological mechanisms of depression: Comparison and integration of several theories. *Psychological Bulletin, 102,* 109-121.

Ito, T., Tomita, T., Hasui, C., Otsuka, A., Katayama, Y., Kawamura, Y., et al. (2003). The link between response styles and major depression and anxiety disorders after child-loss. *Comprehensive Psychiatry, 44,* 396-403.

Jacobson, N. S., Martell, C. R., & Dimijian, S. (2001). Behavioral activation treatment for depression: Returning contextual root. *Clinical Psychology: Science and Practice, 8,* 255-270.

Jex, S. M., Bliese, P. D. Buzzell, S., & Primeau, J. (2001). The impact of self-efficacy on stressor-strain relations: Coping styles as an explanatory mechanism. *Journal of Applied Psychology, 86,* 401-409.

Johnson, J. V., & Hall, E. M. (1988). Job strain, work place social support, and cardiovascular disease: a cross-sectional study of a random sample of the Swedish working population. *American Journal of Public Health, 78,* 1336-1342.

Johnson, J. V., Hall, E. M., & Theorell, T. (1989). Combined effects of job strain and social isolation on cardiovascular disease morbidity and mortality in a random sample of the Swedish male working population. *Scandinavian Journal of Work, Environment & Health, 15,* 1173-1182.

Jones, F., & Bright, J. (2001). *Stress: Myth, Theory and Research.* Harlow, England: Prentice-Hall.

Kahn, R. L., & French, J. P. R. (1962). A summary and some tentative conclusions. *Journal of Social Issues, 18,* 122-127.

Kahn, R. L., Wolfe, D. M., Quinn, R. P., Snoek, J. D., & Rosenthal, R. A. (1964). *Organizational Stress: Studies in Role Conflict and Ambiguity.* New York: John Wiley and Sons Inc.

Kain, Jason., & Jex, Steve. (2010). Karasek's (1979) job demands-control model: A summary of current issues and recommendations for future research. In P. L. Perrewé D. C. Ganster (eds.), *New Developments in Theoretical and Conceptual Approaches to Job Stress* (pp. 237-268). Bingley, UK: Emerald Group Publishing Limited.

Karasek, R. (1979). Job demands, job decision latitude, and mental strain: Implication for job redesign. *Administrative Science Quarterly, 24,* 285-308.

Karasek, R. A., & Theorell, T. (1990). *Health Work.* Basic Book: New York.

引 用 文 献　139

Kawakami, N., Takeshima, T., Ono, Y., Ueda, H., Hata, Y., Nakane, Y., Nakane, H., Iwata, N., Furukawa, T. A., & Kikkawa, T. (2005). Twelve-month prevalence, severity, and treatment of common mental disorders in communities in Japan : preliminary finding from the world Mental Health Japan Survey 2002-2003. *Psychiatry and Clinical Neurosciences, 59,* 441-452.

Kessler, R. C., & McRae, J. A. Jr. (1982). The effect of wives' employment on the mental health of married men and women. *American Sociological Review, 47,* 216-227.

Kitamura, T., Hirano, H., Chen, Z., & Hirata, M. (2004). Factor structure of the Zung Self-rating Depression Scale in first-year university students in Japan. *Psychiatry Research, 128,* 281-287.

Kiuchi, A. (1995). Construction of a scale for independent and interdependent construal of the self and its reliability and validity. *The Japanese Journal of Psychology, 66,* 100-106. (in Japanese)

Kiuchi, A. (1997). Independent and Interdependent construal of the self, their correlates, and conflicts in female college students and their mothers. *Japanese Journal of Educational Psychology, 45,* 183-191. (in Japanese)

Klein, H. J. (1989). An integrated control theory model of work motivation. *Academy of Management Review, 14,* 150-172.

Kleinke, C. L., Staneski, R. A., & Mason, J. K. (1982). Sex Differences in Coping with Depression. *Sex Roles, 8,* 877-889.

Krause, N. (1987). Life stress, social support, and self-esteem in an elderly population. *Psychology and Aging, 2,* 349-356.

Konishi, E., Yahiro, M., Nakajima, N., & Ono, M. (2009). The Japanese value of harmony and nursing ethics. *Nursing Ethics, 16,* 625-636.

Ladeno, O. J., & Awotunde, J. M. (2007). Emotional and behavioral reactions to work overload: self-efficacy as a moderator. *Current Research in Social Psychology, 13,* 86-100.

Lake, B. (1985). Concept of ego strength in psychotherapy. *The British Journal of Psychiatry, 147,* 471-478.

Lam, B. T. (2005). Self-construal and depression among Vietnamese-American adolescents. International. *Journal of Intercultural Relations, 29* (2), 239-250.

Latack, J. C., & Havlovic, S. J. (1992). Coping with job stress: A conceptual evaluation framework for coping measures. *Journal of Organizational Behavior, 13,* 479-508.

Lazarus, R. S., & Alfert, E. (1964). Short-circuiting of threat by experimentally altering cognitive appraisal. *Journal of Abnormal and Social Psychology, 69,* 195-205.

Lazarus, R. S., & Folkman, S. (1984). *Stress, Appraisal, and Coping.* Springer Publishing Company; New York.

Lazarus, R. S., Tomita, M., Opton, E., & Kodama, M. (1966). A cross-cultural study of stress-reaction pattern in Japan. *Journal of Personality, 33,* 622-633.

Lee, T. C., Yang, Y. K., Chen, P. S., Hung, N. C., Lin, S. H., Chang, F. L., & Cheng, S. H. (2006). Different dimensions of social support for the caregivers of patients with schizophrenia: Main effect and stress-buffering models. *Psychiatry and Clinical Neurosciences, 60,* 546-550.

Leiter, M. P., & Maslach, C. (1988). The impact of interpersonal environment on burnout and organizational commitment. *Journal of Organizational Behavior, 2,* 199-204.

Lief, A. (1948). *The Common-sense of Psychiatry of Dr. Adolf Meyer.* New York: McGraw-Hill.

Lynum, L. I., Wilberg, T., & Karterud, S. (2008). Self-esteem in patients with borderline and avoidant personality disorders. *Scandinavian Journal of Psychiatry, 49,* 469-477.

Lyubomirsky, S., & Nolen-Hoeksema, S. (1995). Effects of self-focused rumination on negative thinking and interpersonal problem solving. *Journal of Personality and Social Psychology, 69,* 176-190.

Maciejewski, P. K., Prigerson, H. G., & Mazure, C. M. (2000). Self-efficacy as mediatoe between stressful life events and depressive symptoms: Differences based on history of prior depression. *British Journal of Psychiatry, 176,* 373-378.

Maddux, J. E., Sherer, M., & Rogers, R. W. (1982). Self-efficacy expectancy and outcome expectancy: Their relationship and their effects on behavioral intentions. *Cognitive Therapy and Research, 6,* 207-211.

Markus, H. R., & Kitayama, S. (1991). Culture and the self: Implications for cognition, emotion, and motivation. *Psychological Review, 98,* 224-253.

Markus, H. R., & Kitayama, S. (1994). A collective fear of the collective: implications for selves and theories of selves. *Personality and Social Psychology Bulletin*, *20*, 568–579.

Maslach, C., Schaufeli, W. B., & Leiter, M. P. (2001). Job burnout. *Annual review of psychology*, *52*, 397–422.

Mayocchi, L., & Hynes, G. J. (1996). Depressive symptomatology in new mother: a stress and coping perspective. *Journal of Abnormal Psychology*, *105*, 220–231.

McDonald-Scott, P. (1988). The Interpersonal Dependency Inventory Japanese Short Form: development and evaluation. *Kango Kenkyu*, *21*, 451–460. (in Japanese)

McWilliams, L. A., Cox, B. J., & Enns, M. W. (2003). Use of the Coping Inventory for Stressful Situations in a clinically depressed sample: Factor structure, personality correlates, and prediction of distress. *Journal of Clinical Psychology*, *59*, 1371–1385.

Mermelstein, R., Cohen, S., Lichtenstein. E., Bear, J. S., & Kamarck, T. (1986). Social support and smoking cessation and maintenance. *Journal of Consulting and Clinical Psychology*, *54*, 447–453.

Meyer, A. (1948). The life chart. In A. Lief (ed.), *The Common-sense of Psychiatry of Dr. Adolf Meyer: Fifty-two Selected Papers Edited, with Biographical Narrative* (pp. 418–422). New York: McGraw-Hill.

Moos, R. H., & Holahan, C. J. (2003). Dispositional and contextual perspectives on coping: toward an integrative framework. *Journal of Clinical Psychology*, *59*, 1387–1403.

Morrison, R., & O'Connor, R. C. (2005). Predicting psychological distress in college students: The role of rumination and stress. *Journal of Clinical Psychology*, *61*, 447–460.

Morry, M. M., & Kito, M. (2009). Relational-interdependent self-construal as a predictor of relationship quality: The mediating roles of one's own behaviors and perceptions of the fulfillment of friendship functions. *The Journal of Social Psychology*, *149*, 305–322.

Moss, S. A., Novatsis, E. K., & Kijowska, A. (2010). The insidious evolution of excessive workloads from the drive to enhance self-esteem: The role of personal control and self-esteem. *Asia Pacific Journal of Human Resources*, *48*, 5–25.

Nacev, V. (1980). Dependency and ego-strength as indicators of patients' attendance in psychotherapy. *Journal of Clinical Psychology, 36*, 691-695.

Nakano, K., & Kitamura, T. (2001). The relation of anger subcomponent of Type A behavior to psychological symptoms in Japanese and International students. *Japanese Psychological Research, 43*, 50-54.

Nakata, A., Ikeda, T., Takahashi, M., Haratani, T., Hojou, M., Fujioka, Y., Swanson, N. G., & Araki, S. (2006). Impact of psychosocial job stress on non-fatal occupational injuries in small and medium-sized manufacturing enterprises. *American Journal of Industrial Medicine, 49*, 658-669.

Nolen-Hoeksema, S. (2000). The role of rumination in depressive disorders and mixed anxiety/depressive symptoms. *Journal of Abnormal Psychology, 109*, 504-511.

Nolen-Hoeksema, S., & Davis, C. G. (1999). "Thanks for sharing that" : Ruminations and their social support networks. *Journal of Personality and Social Psychology, 77*, 801-814.

Nolen-Hoeksema, S., Paeker, L. E., & Larson, J. (1994). Ruminative coping with depressed mood following loss. *Journal of Personality and Social Psychology, 67*, 92-104.

Nolen-Hoeksema, S., Girgus, J. S., & Seligman, M. E. (1992). Predictors and consequences of childhood depressive symptoms: A 5-year longitudinal study. *Journal of Abnormal Psychology, 101*, 405-422.

Nolen-Hoeksema, S., & Morrow, J. (1991). A prospective study of depression and posttraumatic stress symptoms after a natural disaster: The 1989 Loma Prieta earthquake. *Journal of Personality and Social Psychology, 61*, 115-121.

Nolen-Hoeksema, S., Morrow, J., & Fredrickson, B. L. (1993). Response styles and the duration of episodes of depressed mood. *Journal of Abnormal Psychology, 102*, 20-28.

Newton, T. (1995). *"Managing" Stress: Emotion and Power at Work*. London: Sage.

Nuns, N., & Loas, G. (2005). Interpersonal dependency in suicide attempters. *Psychopathology, 38*, 140-143.

O'Neill, F. A., & Kendler, K. S. (1998). Longitudinal study of interpersonal dependency in female twins. *British Journal of Psychiatry, 172*, 154-158.

Oyserman, D., & Markus, H. (1990). Possible selves and delinquency. *Journal of Personality and Social Psychology, 59*, 112-125.

引 用 文 献 143

Pagel, M., & Becker, J. (1987). Depressive thinking and depression: Relations with personality and social resources. *Journal of Personality and Social Psychology, 52*, 1043-1052.

Park, K. O., Wilson, M. G., & Lee, M. S. (2004). Effects of social support at work on depression and organizational productivity. *American Journal of Health Behavior, 28* (5), 444-455.

Paukert, A. L., Pettit, J. W., & Amacker, A. (2008). The role of interdependence and perceived similarity in depressed affect contagion. *Behavior Therapy, 39*, 277-285.

Parker, J. D. A., & Endler, N. S. (1992). Coping with coping assessment: a critical review. *European Journal of Psychology, 6*, 321-344.

Parker, J. D. A., & Endler, N. S. (1996). Coping and defense. In M. Zeidner & N. S. Endler (Eds.), *Handbook of coping* (pp. 3-23). New York: John Wiley.

Payne, R. (1988). Individual differences in this study of occupational stress. In C. L. Cooper and R. Payne (eds), *Causes, Coping and Consequences of Stress at Work* (pp. 209-232). Chichester: John Wiley and Sons.

Pearlin, L. I., Menaghan, E. G., Lieberman, M. A., & Mullan, J. T. (1981). The stress process. *Journal of Health and Social Behavior, 22*, 337-356.

Penland, E. A., Masten, W. G., Zelhart, P., Fournet, G. P., & Callahan, T. A. (2000). Possible selves, depression and coping skills in university students. *Personality and Individual Differences, 29*, 963-969.

Perrewé, P. L., & Ganster, D. C. (2002). *Historical and Current Perspectives on Stress and Health.* Oxford, UK: Elsevier Science.

Perrewé, P. L., & Ganster, D. C. (2010). *New Developments in Theoretical and Conceptual Approaches to Job Stress.* Bingley. UK: Emerald Group Publishing Limited.

Pincus, H. A., & Pettit, A. R. (2001). The social costs of chronic major depression. *Journal of Clinical Psychiatry, 1*, 5-9.

Pyszczynski, T., & Greenberg, S. (1987). Self-regulatory perseveration and the depressive self-focusing style: A self-awareness theory of reactive depression. *Psychological Bulletin, 102*, 122-138.

Rafnsson, F. D., Smari, J., Windle, M., Mears, S. A., & Endler, N. S. (2006). Factor structure and psychometric characteristics of the Icelandic version of the Coping Inventory for Stress Situations. *Personality and Individual Differences, 40,* 1247-1258.

Rayburn, N. R., Wenzel, S. L., Elliott, M. N., Hambarsoomians, K., Marshall, G. N., & Tucker, J. S. (2005). Trauma, depression, coping, and mental health service seeking among impoverished women. *Journal of Consulting and Clinical Psychology, 73,* 667-677.

Riemsma, R., Taal, E., Wiegman, O., Rasker, J. J., Brun, G. A. W., & van Paasen, H. C. (2000). Problematic and positive support in relation to depression in people with rheumatoid arthritis. *Journal of Health Psychology, 5,* 221-230.

Robinson, E. J., Shankman, S. A., & McFarland, B. R. (2009). Independent associations between personality traits and clinical characteristics of depression. *The Journal of Nervous and Mental Disease, 197,* 476-483.

Rodriguez, M. S., & Cohen, S. (1998). Social support. In H. S. Friedman (Eds.), *Encyclopedia of mental health* (pp. 535-544). San Diego: Academic Press.

Rosenberg, M. (1962). The association between self-esteem and anxiety. *Journal of Psychiatric Research, 1,* 135-152.

Rosenberg, M. (1965). *Society and the adolescent self-image.* Prinston Univ. Press.

Rosengren, A., Orth-Gomer, K., Wedel, H., & Wilhelmsen, L. (1993). Stressful life events, social support, and mortality in men born in 1993. *British Medical Journal, 307,* 102-105.

Schaufeli, W., & Dijkstra, P. (2010). *Bevlogen aan het werk.* Uitgeverij Thema. (島津明人，佐藤美奈子訳（2012）「ワーク・エンゲイジメント入門」星和書店)

Shahar, G. (2008). What measure of interpersonal dependency predicts changes in social support? *Journal of Personality Assessment, 90,* 61-65.

Sakata, M., Takagishi, Y., & Kitamura, T. (2013). Factor structure of the Japanese Version of the Coping Inventory for Stressful Situations (CISS): Reclassification of coping styles and predictive power for depressive mood. *Psychology & Psychotherapy, 3,* 111 (1 /6 – 6/6).

Sanathara, V. A., Gardner, C. O., Prescott, C. A., & Kendler, K. S. (2003). Interpersonal dependence and major depression: aetiological inter-relationship and gender differences. *Psychological Medicine, 33,* 927-931.

Sanne, B., Mykletun, A., Dahl, A. A., Moen, B. E., & Tell, G. S. (2005). Testing the Job Demand-Control-Support model with anxiety and depression as outcomes:

引 用 文 献　　145

The Hordaland health study. *Occupational Medicine, 55*, 463-473.

Schermelleh-Engel, K., Moosbrugger, H., & Müller, H. (2003). Evaluating the fit of structural equation models: Test of significance and descriptive goodness-of-fit measures. *Methods of Psychological Research Online, 8*, 23-74.

Scmitz, N., Kugler, J., & Rollnik, J. (2003). On the relation between neuroticism, self-esteem, and depression: Results from the national comorbidity survey. *Comprehensive Psychiatry, 44*, 169-176.

Scwarzer, R., & Leppin, A. (1989). Social support and health: A meta-analysis. *Psychology and Health, 3*, 1-15.

Schwarzer, R., & Schwarzer, C. (1996). A critical survey of coping instruments. In M. Zeidner & N. S. Endler (Eds.), *Handbook of coping* (pp. 107-132). New York: John Wiley.

Selye, H. (1936). A syndrome produced by diverse nocuous agents. *Nature, 138*, 32.

Selye, H. (1956). *The Stress of Life.* New York: McGraw-Hill.

Selye, H. (1976). *Stress in Health and Disease.* Reading, Mass: Butterworths, Inc.

Shahar, G. (2008). What measure of interpersonal dependency predicts changes in social support? *Journal of Personality Assessment, 90*, 61-65.

Shahar, G., Gallagher, E. F., Blatt, S. J., Kuperminc, G. P., & Leadbeater, B. J. (2004). An interactive-synergetic approach to the assessment of personality vulnerability to depression: Illustration using the adolescent version of the depressive experiences questionnaire. *Journal of Clinical Psychology, 60*, 605-625.

Shea, M. T., Leon, A. C., Mueller, T. I., Solomon, D. A., Warshaw, M. G., & Keller, M. B. (1996). Does major depression result in lasting personality change? *American Journal of Psychiatry, 153*, 1404-1410.

Sherer, M., Maddux, J. E., Mercandante, B., Prentice-Dunn, S., Jacobs, B., & Rogers, R. (1982). The self-efficacy scale: Construction and validation. *Psychological Reports, 51*, 663-671.

Shi, X., & Katsurada, E. (2010). Distress of mothers with young children, in relation to their interdependent/independent self-construal and social support. *The Japanese Journal of Developmental Psychology, 21*, 138-146. (in Japanese).

Shimazu, A., & Schaufeli, W. B. (2007). Does distraction facilitate problem-focused coping with job stress?: A one year longitudinal study. *Journal of Behavioral Medicine, 30*, 423-434.

Shimazu, A., Shimazu, M., & Odahara, T. (2004). Job control and social support as coping resources in job satisfaction. *Psychological Reports, 94,* 449-456.

Sinetar, M. (1981). Mergers, morale and productivity. *Personnel Journal, 6,* 863-867.

Singelis, T. M. (1994). The measurement of independent and interdependent self-construals. *Personality and Social Psychology Bulletin, 20,* 580-591.

SIU, O. L., Cooper, C. L., & Donald, I. (1997). Occupational stress, job satisfaction and mental health among employees of an acquired TV company in Hong Kong. *Stress Medicine, 13* (2), 99-107.

Skinner, E. A., Edge, K., Altman, J., & Sherwood, H. (2003). Searching for the structure of coping: a review and critique of category systems for classifying ways of coping. *Psychological Bulletin, 129,* 216-269.

Steptoe, A., Cropley, M., & Joekes, K. (1999). Job strain, blood pressure and response to uncontrollable stress. *Journal of Hypertension, 17,* 193-200.

Spielberger, C. D. (1966). *Anxiety and Behavior.* New York: Academic Press Inc.

Stollar, E. P. (1985). Exchange patterns in the informal support network of the elderly: the impact of reciprocity on morale. *Journal of Marriage and Family, 47,* 335-342.

Takagishi, Y., Sakata, M., & Kitamura, T. (2012). Influence of the municipal merger on local government employees' stress response in Japan. *Industrial Health, 50,* 132-141.

Takano, Y., & Sogon, S. (2008). Are Japanese more collectivistic than Americans? Examining conformity in in-groups and the reference-group effect. *Journal of Cross-Cultural Psychology, 39,* 237-250.

Takizawa, T., Kondo, T., Sakihara, S., Ariizumi, M., Watanabe, N., & Oyama, H. (2006). Stress buffering effects of social support on depressive symptoms in middle age: Reciprocity and community mental health. *Psychiatry and Clinical Neurosciences, 60,* 652-661.

Taylor, S. E., Welch, W. T., Kim, H. S., & Sherman, D. K. (2007). Cultural differences in the impact of social support on psychological and biological stress responses. *Psychological Science, 18,* 831-837.

Terracciano, A., Martin, B., Ansari, D., Tanaka, T., Ferrucci, L., Maudsley, S. et al. (2010). Plasma BDNF concentration, Val66Met genetic variant and depression-related personality traits. *Genes, Brain and Behaviour, 9,* 512-518.

Terry, D. J., Rawle, R., & Callan, V. J. (1995). The effect of social support on adjustment to stress: the mediating role of coping. *Personal Relationships, 2,* 97–124.

Terry, D. D. J., Callan, V. J., & Sartori, G. (1996). Employee adjustment to an organizational merger: Stress, coping and intergroup differences. *Stress Medicine, 12* (2), 105–122.

Thoits, P. A. (1983). Multiple identities and psychological well-being: a reformulation of the social isolation hypothesis. *American Sociological Review, 48,* 174–187.

Thoits, P. A. (1985). Social support processes and psychological well-being. In I. G. Sarason & B. Sarason (Eds.), *Social support: Theory, research and applications* (pp. 51–72). The Hague: Martinus Nijhoff.

Thompson, S. C. (1981). Will it hurt less if I can control it? A complex answer to a simple question. *Psychological Bulletin, 90,* 89–101.

Tomoda, A., Mori, K., Kimura, M., Takahashi, T., & Kitamura, T. (2000). One-year incidence and prevalence of depression among first-year university students in Japan: A preliminary study. *Psychiatry and Clinical Neurosciences, 54,* 583–588.

Tsai, Y. F., Wong, T. K. S., Tsai, H. H., & Ku, Y. C. (2008). Self-worth therapy for depressive symptoms in older nursing home residents. *The Journal of Advanced Nursing, 1,* 488–494.

Turner, M. A., & Andrewes, D. G. (2010). The relationship between mood state, interpersonal attitudes and psychological distress in stroke patients. *International Journal of Rehabilitation Research, 33,* 43–48.

Väänänen, A., Ahola, K., Koskinen, A., Pahkin, K., & Kouvonen, A. (2011). Organisational merger and psychiatric morbidity: a prospective study in a changing work organisation. *Journal of epidemiology and community health,* jech–2010.

Van Der Deof, M., & Maes, S. (1999). The job demand-control-support model and psychological well-being: A review of 20 years of empirical research. *Work & Stress, 13,* 87–114.

Van Heck, G., & De Ridder, D. (2001). Dimensions and measurement of coping with loss. In M.S. Stroebe, W. Stroebe, R.O. Hansson & H. Schut (Eds.), *New handbook of bereavement: Consequences, coping, and care* (pp. 449–469). Washington, DC: American Psychological Association.

Varni, J. W., Setoguchi, Y., Rubenfeld, L.R., & Talbot, D. (1991). Effects of stress, social support, and self-esteem on depression in children with limb deficiencies. *Archives of Physical Medicine and Rehabilitation, 72,* 1053-1058.

Veilel, H. O. F. (1996). Gender differences in the role of interpersonal dependency and depression. In C. Mundt, M. M. Goldstein, K. Hahlweg & P. Fiedler (eds.), *Interpersonal factors in the Origin and Course of Affective Disorders* (pp. 168-192). Dorchester: Henry Ling Ltd.

Vohs, K. D., & Heatherton, T.F. (2001). Self-Esteem and threats to self: implications for self-construals and interpersonal perceptions. *Journal of Personality & Social Psychology, 81,* 1103-1118.

Vossen, H. G. M., Os, J. V., Hermens, H., & Lousberg, R. (2006). Evidence that trait-anxiety and trait-depression differentially moderate cortical processing of pain. *Clinical Journal of Pain, 22,* 725-729.

Vrasti, R., Enasescu, N., Poelinca, C., & Apostol, V. (1988). Interpersonal dependency, self-esteem and depression in primary alcoholism. *Acta Psychiatrica Scandinavica, 78,* 448-450.

Walsh, D. C. (1982). Employee assistance programs. *Health and Society, 60,* 492-517.

Wills, T. A., & Filer, M. (2001). Social networks and social support. In A. Baum & T. Revenson (Eds.), *Handbook of health psychology* (pp 209-234). Mahwah, NJ: Lawrence Erlbaum Associates.

Woodruff, S. L., & Cashman, J. F. (1993). Task, domain, and general efficacy: A re-examination of the Self-Efficacy Scale. *Psychological Reports, 72,* 423-432.

Wolff, H. G., Wolf, S. G., & Hare, C. C. (1950). *Life Stress and Bodily Disease.* New York: Hafner Publishing Company Inc.

World Health Organization, European Collaborative Group. (1983). Multifactorial trial in the prevention of coronary heart disease: 3. Incidence and mortality results. *European Heart Journal, 4,* 141-147.

Yamamoto, M., Matsui,Y., & Yamanari, Y. (1982). The structure of perceived aspects of self. *The Japanese Journal of Educational Psychology, 30,* 64-68. (in Japanese).

Yamada, K., Nagayama, H., Tsutiyama, K., Kitamura T., & Furukawa, T. (2003). Coping behavior in depressed patients: A longitudinal study. *Psychiatry Research, 121,* 169-177.

引 用 文 献　　149

Yasuda. N., Toyota, M., Koda, S., Ohara, H., & Fujimura, T. (1998). A retrospective cohort study on retirement and mortality for male employees of a local government of Japan. *Journal of Epidemiology, 8*, 47-51.

Zung, W. W. K. (1965). A self-rating depression scale. *Archives of General Psychiatry, 12*, 63-67.

著者紹介

高岸　幸弘（たかぎし　ゆきひろ）

1997年　熊本大学教育学部心理学科卒業
1999年　熊本大学大学院教育学研究科学校教育専攻（心理系）修士課程修了
2011年　熊本大学大学院医学教育部環境社会医学専攻博士課程単位取得満期退学
2011年　博士（医学）
現　在　熊本大学教育学部心理学科　准教授
　　　　臨床心理士

職業性ストレスの心理社会的要因に関する実証研究

2017 年 1 月 25 日　初版第 1 刷発行

著　者　　高　岸　幸　弘

発行者　　風　間　敬　子

発行所　　株式会社　風　間　書　房

〒 101- 0051　東京都千代田区神田神保町 1-34
電話 03（3291）5729　FAX 03（3291）5757
振替 00110-5-1853

印刷　藤原印刷　　製本　高地製本所

©2017　Yukihiro Takagishi　　　　　　　NDC分類：140
ISBN978-4-7599-2155-7　　Printed in Japan

JCOPY 〈（社）出版者著作権管理機構 委託出版物〉
本書の無断複製は，著作権法上での例外を除き禁じられています。複製され
る場合はそのつど事前に（社）出版者著作権管理機構（電話 03-3513-6969，
FAX 03-3513-6979，e-mail: info@jcopy.or.jp）の許諾を得て下さい。